Ateliers
RENOV'LIVRES S.A.
2002

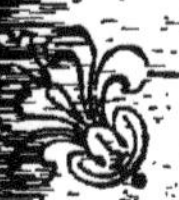

L'ENFANT

CAUSERIES

SUR LA MANIÈRE D'ÉLEVER LES ENFANTS

PAR

LE DR TONY BLANCHE

MÉDECIN-INSPECTEUR DES ENFANTS DU PREMIER AGE.

PARIS

ASSELIN ET Cie, ÉDITEURS

LIBRAIRES DE LA FACULTÉ DE MÉDECINE

Place de l'École-de-Médecine

1882

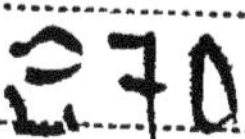

L'ENFANT

4953. — PARIS, IMPRIMERIE A. LAHURE
9, rue de Fleurus, 9

L'ENFANT

CAUSERIES

SUR LA MANIÈRE D'ÉLEVER LES ENFANTS

PAR

LE DR TONY BLANCHE

MÉDECIN-INSPECTEUR DES ENFANTS DU PREMIER AGE

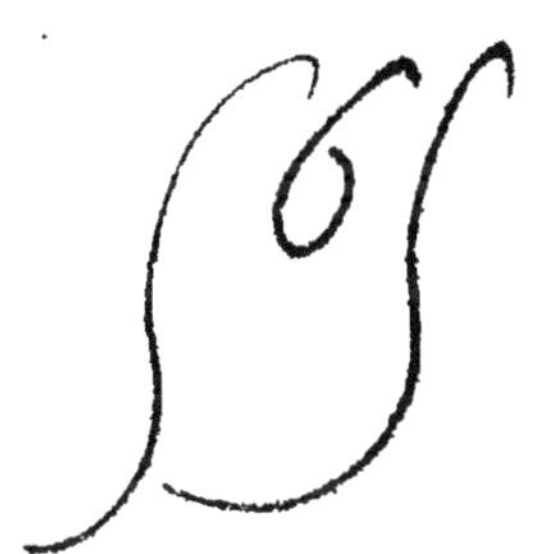

PARIS

ASSELIN ET Cie, ÉDITEURS

LIBRAIRES DE LA FACULTÉ DE MÉDECINE

Place de l'École-de-Médecine

1882

A

MADAME ANNA EYRE

Directrice du *Journal des Mères*

L'ENFANT

PREMIÈRE PARTIE

AVANT-PROPOS

La mode est en ce moment aux professions de foi.

La mienne sera bien simple à faire. J'adore les enfants, je voudrais leur être utile, les défendre, les protéger.

Comment y réussirai-je le mieux?

J'y réfléchissais l'autre jour, et, je l'avoue, j'étais un peu embarrassé, indécis sur la route à prendre. Tant de choses menacent les bébés! Devant quel péril faudrait-il tout d'abord crier gare, planter le drapeau rouge, signal du danger? Une charmante maman est venue fort à propos me tirer d'affaire, il me semble.

Cette maman a un bébé adorable, rose et blanc, tout potelé ; un nid de fossettes appelant les baisers. Aussi comme elle en est fière ! mais combien elle se tourmente ! Tout est motif, sujet à inquiétudes ; inquiétudes d'autant plus grandes que la chère mère se sent désarmée pour lutter contre ce qui peut menacer son trésor.

De quelles questions ai-je été assailli à mon arrivée ! Comment s'y prendre pour faire ceci ? Comment agir en telle circonstance ? Certes, j'aurais eu le droit de m'étonner de l'excessive inexpérience que dénotaient toutes ces questions, si je n'avais eu de trop fréquentes occasions de constater la complète ignorance de bien des mères sur les soins à donner à un enfant.

En sortant de chez cette maman, je n'avais plus à chercher le programme de ces causeries : qu'avais-je mieux à faire que de donner des conseils sur la manière d'élever les enfants ?

Quel charme dans l'enfant, cette adorable miniature, chef-d'œuvre du Créateur ! Vous les avez admirés bien des fois, n'est-ce pas, ces mains si mignonnes et ces jolis petits pieds ? Quoi de plus enchanteur que cette tête tout animée par le joyeux rire qui salue votre arrivée ? Comme on les aime, ces chers trésors ! Comme veilles et fatigues, travail et souffrances, paraissent doux, quand c'est pour eux que l'on veille, pour eux que l'on travaille ! Sans eux, l'heure du repos se serait déjà fait entendre depuis longtemps ; mais ils sont là, et l'on reste debout, l'on continue la lutte pour leur rendre la vie plus douce et moins pénible. On est heureux de le faire : on est si complètement payé par un sourire du petit ange !

Par suite de quel étrange phénomène, alors, se préoccupe-t-on si peu des moyens de protéger ces êtres adorés ?

Rien ne sera trop beau pour parer, orner le cher enfant ; rubans et dentelles seront mis à contribution ; on discutera longtemps, longuement, la nuance à adopter ; mais on songera moins à la façon dont doivent être disposés ces vêtements. Bien des mères, faut-il l'avouer, seraient embarrassées pour habiller leur enfant si la nourrice n'était pas là.

Ce que je dis du vêtement, je suis plus autorisé encore à le dire au point de vue de l'alimentation. Comment devra-t-on nourrir l'enfant pour lui permettre de résister aux fatigues de la vie, on l'ignore trop souvent. Lui donnera-t-on une nourrice ? Mais comment reconnaître qu'une femme est apte à être bonne nourrice, on ne s'en doute pas.

N'est-ce pas là une singulière, mais aussi bien coupable ignorance ?

Je voudrais apprendre aux mères comment elles doivent se servir de tous ces trésors de tendresse, de dévouement, qu'elles sont si disposées à prodiguer à leurs enfants ; leur montrer les soins que demande la frêle créature qu'elles mettent au monde ; leur enseigner à ne plus rester impuissantes en face de leurs besoins ; enfin à ne pas, par ignorance des conditions nécessaires au bébé, abdiquer leur beau rôle de mère, si elles sont obligées de confier leur enfant à une nourrice.

Ce ne seront que de simples causeries ; mais a-t-on besoin de grands mots, de phrases pompeuses, en pareille matière ?

Quelle marche suivrons-nous ? Si vous voulez bien, faisons ensemble le programme de ces causeries en donnant un titre à chacune d'elles.

Je voudrais tout d'abord donner quelques avis à la maman *future*, surtout en ce qui concerne sa toilette et la vie qu'elle doit mener pendant les mois qui précèdent le grand événement ; l'avertir enfin des soins à prendre pour que monsieur Bébé soit bien reçu à son arrivée. Je crois qu'on aurait tort de ne pas attacher une grande importance à toutes ces questions : souvent une imprudence a fait écrouler tout un rêve de bonheur, évanouir *une grande espérance*.

Voilà le prologue, arrivons au premier acte Monsieur Bébé est là, et il a faim : ne le faisons pas attendre.

Le Menu de monsieur Bébé sera le titre de la seconde causerie. Nous étudierons le lait, le seul aliment qui convienne à l'enfant, et les diverses manières de le donner.

Qui nourrira Bébé ? Ne semble-t-il pas que la nourrice soit toute désignée ? N'est-ce pas la mère qui, ayant donné le jour à ce petit être, l'aidera à vivre ?

L'Histoire d'une mère qui veut être maman (3ᵉ causerie) nous montrera les raisons qui peuvent engager une femme à nourrir son enfant ou l'en empêcher.

Si ce n'est pas la mère, qui donnera le sein à l'enfant ?

Hélas ! ce sera *La Maman d'occasion* (4ᵉ et 5ᵉ causeries), c'est-à-dire la nourrice. Comment reconnaître qu'une femme est apte à être bonne nourrice ? C'est ce que nous aurons à rechercher.

Mais, *Qui peut remplacer la mère ?* (6ᵉ causerie.) Malgré toutes les précautions prises, bien des causes diverses peuvent venir troubler l'allaitement ainsi entrepris, et exposer le pauvre enfant qui a tant besoin de nourriture.

Il peut aussi y avoir *Menace de disette* (7ᵉ causerie), par suite de différentes affections du sein dont nous aurons à dire quelques mots.

Comme *Une Fleur qui s'épanouit* (8ᵉ causerie), on doit voir le mignon croître et embellir chaque jour, et je vous dirai comment on peut se donner la joie de constater ses progrès réels et de prévoir, de prévenir un fatal étiolement.

Nous n'avons traité jusqu'ici que de l'élevage au sein ; il nous faudra aussi parler du biberon, maudite invention. Cette causerie s'appellera *La Fontaine des innocents* (9ᵉ causerie), puisque trop souvent le biberon ne contient qu'un liquide aqueux incapable de **nourrir les pauvres enfants.**

Pendant que nous causons, Bébé grandit, bientôt il faudra lui imposer *Une Cruelle Séparation* (10ᵉ causerie), le séparer de sa mère, le sevrer. Avec quelle prudence il faudra agir alors pour que cette séparation ne soit pas trop pénible à supporter ! Nous aurons à en causer longuement, à vous conseiller de bien choisir le moment, de vous garder surtout de sevrer un enfant en train de percer ses dents.

C'est là *La Première Douleur* (11ᵉ causerie) du pauvre mignon, douleur qui se renouvellera malheureusement à la sortie de chaque nouvelle dent. Il nous faudra étudier la marche de la dentition chez l'enfant, les accidents qu'elle peut causer.

Nous n'avons tout d'abord songé qu'à la nourriture de monsieur Bébé, et, ce faisant, nous avons, je crois, bien agi ; mais maintenant il faut nous occuper de *La Toilette de Bébé* (12ᵉ causerie), grave question. Portera-t-il un maillot ou une jupe longue, un élégant bonnet couvrira-t-il sa petite tête ou le laissera-t-on courir tête nue ? C'est ce que nous verrons.

Bébé, j'en suis persuadé, sera gros et superbe ; mais n'aura-t-il pas de petites indispositions, *rhumes et maux de gorge* (13ᵉ causerie), quelques *fièvres éruptives* (14ᵉ causerie) ?

Toujours grande inquiétude pour la pauvre mère, et aussi nous efforcerons-nous de la rassurer en

lui montrant les signes des maladies et les soins
à opposer à ces petits malaises.

S'il n'est qu'indisposé, on se consolera ; mais si
la *Beauté de Bébé* (15ᵉ causerie) allait être atteinte,
lui si joli; s'il allait avoir la terrible variole ! Quel
désespoir ! Ne craignez rien, chères mères, je
vous rappellerai la grande découverte du vaccin
et ses précieuses immunités.

Surtout qu'un zèle immodéré ne vous fasse pas
trop vite administrer de remèdes en l'absence du
docteur, et veillez à ce que Bébé ne porte rien à
sa bouche qui puisse lui nuire; que je ne sois pas
accueilli à une de mes visites par ce cri : *Bébé est
empoisonné !* (16ᵉ causerie.)

C'est qu'il faut toujours le surveiller, ce turbulent mignon, se tenir en garde contre *Les Imprudence de Bébé* (17ᵉ causerie), ou gare les contusions,
les brûlures, les coupures !

M'est-il permis d'espérer, Mesdames, que mon
programme vous agréera ?

PREMIÈRE CAUSERIE

UNE GRANDE ESPÉRANCE.

Quelle délicieuse émotion avez-vous ressentie, Madame, lorsque votre vieux docteur, que vous veniez consulter pour de légers malaises, vous déclara tout net en souriant que ces indispositions n'avaient rien d'inquiétant mais se prolongeraient peut-être un peu... dureraient sans doute quelques mois..... que vous étiez mère enfin! Quelle bonne consultation et comme je suis sûre que vous ne l'oublierez pas.

Votre doux rêve était réalisé. Vous aussi vous aurez à vos côtés un petit ange qui vous sourira sans cesse, quel échange de bons baisers, qu'il sera aimé le cher mignon, dorloté! Rien ne sera trop beau, trop bon pour lui, car certainement ce sera un garçon. Il ne sera pas soldat, quoique l'uniforme lui irait fort bien, mais vous auriez trop à trembler pour lui. Sera-ce un savant entouré de livres et de vieux papiers? cela le fatiguerait trop. Il sera avocat, c'est une profession qui mène loin, on y réussit assez bien....

Pardonnez-moi d'interrompre ces beaux projets, ces belles espérances et de vous rappeler que l'objet de si tendres attentions, de si douces prévenances n'est pas encore débarqué.

Peut-être serait-il bon que je me fasse pilote pour amener à bon port le petit voyageur si impatiemment attendu. Voulez-vous m'accorder ces importantes fonctions et, bien qu'alors l'autorité la plus absolue me soit accordée, je m'engage à ne pas en abuser.

Je le prouve immédiatement en ne vous imposant aucun brutal changement dans la vie que vous menez. C'est-à-dire que je me garderai de vous emprisonner dans votre chambre, de vous condamner à passer vos journées étendue sur une chaise longue, mon exigence ne va pas jusque-là. Sortez au contraire, promenez-vous, je vous y autorise, je vous le demande même. Mais ces promenades seront faites à pied et si par extraordinaire il faut prendre une voiture, la voiture devra être bien suspendue, les routes choisies : les chemins rocailleux, si fertiles en heurts, seront soigneusement évités. Je vous demanderai, si vous êtes gracieuse amazone, de renoncer pour quelques temps à vos joyeuses équipées. Cela me sera facilement accordé sans doute et j'espère être aussi écouté en vous priant de dire au revoir, sinon adieu, au bal et aux longues veillées. Songeons à notre petit voyageur; pour que la traversée ne lui soit pas trop pénible il faut que... la mère soit calme.

Il me faut maintenant aborder une grave question et je douterais fort du succès si je ne savais que je m'adresse à une future maman, je vais porter une main hardie sur la toilette. Je dois exiger que, sans aucun respect pour la mode, les vêtements soient amples et aisés, que surtout son Excellence le corset ne fasse pas sentir sa tyrannique présence. Qu'il soit remplacé par un petit corselet qui supportera et protégera la poitrine, dans certains cas on pourra lui adjoindre une large ceinture qui soutiendra le ventre. Gardez-vous enfin des bottines à hauts talons qui facilitent singulièrement les faux pas si graves dans ces circonstances.

J'ai besoin de me faire pardonner toutes ces rigoureuses défenses. Aussi, je n'irai pas proscrire ces bains qui vous sont si agréables, je me bornerai à vous prier de ne faire usage, pour les grands bains comme pour les bains de pieds, que d'eau seulement tiède. Je réclamerai pour vous les douces attentions et les indulgences les plus grandes pour de petits mouvements de mauvaise humeur presque involontaires. On donnera satisfaction à vos désirs, quelquefois si étranges, à la condition toutefois qu'ils ne puissent en aucune façon compromettre votre précieuse santé.

Ai-je obtenu mon pardon?

Permettez-moi de l'espérer et de chercher à le mériter encore en vous aidant à combattre certains désagréables symptômes, les vomissements, qui accompagnent trop souvent votre situation des plus intéressantes. Quelquefois ces vomissements dépendent d'un peu d'embarras gastrique écrit sur une langue chargée, un léger purgatif les fera alors disparaître. D'autrefois, il faudra recourir aux tisanes amères ou aux infusions aromatiques, au thé, à l'eau de mélisse; ou bien, la limonade, l'orangeade, vous apporteront un prompt soulagement. S'il n'en était pas ainsi et si ces petits traitements ne mettaient pas un terme à vos souffrances, il serait bon de faire venir le médecin.

D'ailleurs, même bien portante, je vous conseillerais de voir de temps en temps celui qui doit vous assister pendant le grand évènement. Pour plus d'une raison il est utile que la connaissance soit faite à l'avance. Il vous sera moins pénible de ne pas avoir tout à fait un étranger près de vous pendant vos souffrances et puis, dans quelques circonstances particulières, il peut être de la plus haute importance qu'il y ait présentation reconnue entre celui qui est attendu et le docteur.

DEUXIÈME CAUSERIE

LE MENU DE MONSIEUR BÉBÉ.

Quelles souffrances endurées! Mais *il* est là, vous le voyez; vous le contemplez toute ravie, tout émue vis à vis de votre œuvre; vous le couvrez de baisers; angoisses et douleurs sont bien vite oubliées. Comme vous l'aimez déjà! Déjà? ne l'aimiez-vous pas depuis de longs jours?

Dans votre premier embrassement, vous lui dites, n'est-ce pas : « J'ai bien souffert par toi et pour toi, mais je te chéris et te bénis. » Mais bientôt vous êtes envahie par une cruelle inquiétude, vous tremblez en voyant la façon par trop décidée dont le médecin ou la sage-femme s'empare du cher petit être pour procéder à sa première toilette. Il vous semble que ces bras si délicats, ces jambes si fragiles, ne sauront résister à ces attouchements que vous êtes toute prête à qualifier de brutaux. Vous voilà rassurée, Bébé est habillé sans encombre !

N'est-il pas encore plus charmant ainsi avec son petit bonnet enrubanné, encore plus vivant? Si vivant même qu'il crie et demande à manger. Que lui donner? quel est l'aliment assez fin pour être supporté par ces organes à peine naissants?

Rassurez-vous, tendre mère, la Providence veille sur ses créatures. Elle aussi s'est préoccupée de leur état chétif et a créé pour elles une nourriture toute spéciale, un liquide admirable qui contient en lui toutes les substances nécessaires à la vie.

Mais où se procurer cet inestimable produit? Sans doute il faut en demander le secret aux lointaines régions brûlées par le soleil, ou à celles dont d'éternelles neiges en défendent l'accès. Non, plus douce est la Providence pour les nouveaux venus. Pas n'est besoin d'aller si loin chercher ce précieux aliment : la mère qui donne le jour à son enfant peut le lui fournir : c'est le lait.

Le lait est en effet la seule nourriture qui convienne au jeune enfant, la seule qu'il peut supporter, la seule capable de le soutenir, de lui donner force et santé.

Je croirais presque inutile d'insister sur ce précepte, si je n'avais de trop fréquentes occasions de constater les tristes conséquences d'une alimentation mal conduite.

Combien en ai-je vu, à mes consultations, de ces pauvres petits être victimes de préjugés bar-

bares, d'ignorance coupable, pâles, amaigris atteints de dérangements d'entrailles, frappés de
rachitisme! Les parents, interrogés, ne pouvaient
s'expliquer cet état de langueur ; ils avaient pourtant pris grand soin de leur enfant, et, pour le
fortifier, ne lui avaient pas ménagé les soupes
bonnes et copieuses ; *l'enfant mangeait comme eux*,
disaient-ils, et cependant il dépérissait. Son ventre
devenait volumineux et tendu, sa figure s'amai-
grissait, il avait de la diarrhée verte! Quels étonn-
ements, lorsque je disais à ces malheureux qu'ils
étaient eux-mêmes la cause de la maladie de leurs
enfants, que leur soi-disant nourriture fortifiante
avait produit ce terrible état de faiblesse! Et quand
je demandais que l'enfant fût nourri avec du lait,
rien que du lait, on m'accusait souvent de vouloir
le faire mourir de faim!

C'est là un terrible préjugé, terrible par les conséquences fatales qu'il entraîne avec lui. Aussi je
ne me lasserai pas de répéter, de crier, s'il le faut,
que le lait est le seul aliment qui convienne au
jeune enfant.

Parlons donc un peu du lait.

Vous en connaissez et l'admirable blancheur et
la douce saveur ; sans doute son odeur particulière ne vous est pas inconnue, peut-être en avez-
vous pu apprécier le caractère trop accusé quand
un cordon bleu distrait en a laissé échapper quelques gouttes sur le fourneau ardent.

Quelle est sa composition, que renferme-t-il?

Une description scientifique nous entraînerait un peu loin, et les noms étranges que je serais forcé de vous énumérer vous paraîtraient sans doute bien majestueux pour un liquide aussi naturel. Je me contenterai donc de dire que le lait renferme en lui toutes les substances nécessaires à l'entretien de la vie, c'est là le point important.

Je vous rappellerai aussi que lorsqu'on laisse reposer du lait pendant un certain temps, on le voit bientôt se diviser en trois couches : la première comprend la crème, la seconde le fromage ou caséum, la troisième le petit-lait ou sérum, contenant en dissolution un certain nombre de sels et la *lactine* ou sucre de lait.

Faut-il vous dire que si l'on vient à regarder au microscope, ce merveilleux instrument qui double tant de fois notre vue, une goutte de lait, on a sous les yeux un curieux spectacle : dans un liquide assez clair, on voit nager un nombre plus ou moins considérable de globules sphériques, diaphanes, à contours nets, glissant les uns sur les autres. Quels sont ces globules? que contiennent-ils? Un battage un peu rapide nous le ferait bien vite reconnaître : vous l'avez deviné, c'est le beurre.

Ainsi, telles sont les principales parties du lait : de l'eau tenant en dissolution certains sels et le sucre de lait, du caséum et du beurre.

Le lait a-t-il toujours la même composition? (Qu'on me pardonne la comparaison à laquelle je suis obligé.) Le lait de la femme est-il identique à celui fourni par les animaux, vache, ânesse, chèvre, etc. ? Certes non. La proportion de beurre, de caséum, de sucre, varie suivant les espèces, et il est facile de concevoir l'avantage que l'on peut tirer de ces diverses combinaisons. Tel tempérament se trouvera mieux d'un lait contenant plus de beurre, tel autre au contraire d'un liquide où dominera le caséum ou le sucre de lait. Il s'ensuit qu'on ne devra pas conseiller à la légère, sans motifs, l'usage de tel ou ou tel lait ; c'est au contraire un état tout particulier des fonctions qui engagera à user du lait de chèvre, par exemple, de préférence au lait de vache, ou réciproquement.

Est-il besoin de le dire? des analyses nombreuses, délicates, minutieuses, ont permis d'établir ces variations. Je ne voudrais pas vous fatiguer par la lecture fastidieuse d'une série de chiffres, mais le chiffre n'est-il pas un moyen des plus faciles pour établir certaines différences? voudrez-vous bien alors, Mesdames m'excuser de vous exposer le tableau suivant? Peut-être vous a-t-on conseillé de donner à votre joli bambin du lait de chèvre : sans doute serez-vous curieuses de connaître ce qui le différencie du lait de vache. Et ces bruyantes ânesses aux clochettes sonores qui le matin viennent troubler votre sommeil en trottant dans les rues de la ville, qu'ont-elles donc de spécial dans leurs mamelles?

Pourquoi ce pauvre enfant aux joues amaigries,

à la poitrine rétrécie, vient-il leur demander un peu de force et de santé?

J'ai invoqué les circonstances atténuantes, voici maintenant le tableau que j'ai emprunté à un des plus récents et plus sérieux ouvrages sur ce sujet. :

Provenance.	Caséum.	Beurre.	Sucre.	Sel
Femme	1.9	4.5	5.3	0.18
Vache.	3.6	4.05	5.5	0.40
Chèvre	3.7	4.2	4.0	0.56
Anesse	1.7	1.55	5.8	0.50

Pour 100.

Si je ne fais pas figurer dans ce tableau l'eau contenue dans le. lait, c'est que j'ai le regret de dire à mes très honorés confrères qui se sont occupés de la question que je ne puis attacher qu'une confiance des plus restreintes à leurs moyennes sur ce point. Je me souviens encore de.certain biberon annoncé comme contenant du lait et où l'eau dominait avec une supériorité à désespérer toutes les statistiques.

Je me borne à dire que pour l'eau, il y en a toujours trop.

Comment donnera-t-on le lait à M. Bébé?

Sera-t-il élevé au sein, au biberon? Nous aurons à examiner dans nos prochaines causeries les avantages et les inconvéniens de ces diverses méthodes d'alimentation.

Je me borne à dire aujourd'hui que rien ne vaut l'allaitement naturel, l'allaitement au sein.

TROISIÈME CAUSERIE

Il y a quelques jours, je recevais la visite d'une jeune dame; elle amenait avec elle son enfant, un petit ange descendu sur la terre depuis quelques mois seulement. J'eus tout d'abord une impression pénible en voyant arriver cette jeune mère que je connaissais depuis longtemps déjà, car sans doute elle venait me demander aide et assistance contre les souffrances de son enfant.

N'est-ce pas en effet un fâcheux privilège du pauvre docteur? Quand on l'appelle, quand on vient le trouver, c'est pour le mettre en face de la douleur, de la maladie : triste vis-à-vis, assurément. Quel chagrin nouveau allait me révéler la chère maman?

Bien doucement elle releva le voile qui protégeait le pauvre enfant contre les atteintes trop vives de l'air et les trop rudes caresses du soleil, mais ce fut pour me montrer une bonne grosse figure aux joues rebondies et roses. Sans doute, hélas! quelque sérieux accident était survenu, car la maman, défaisant maintenant la robe de l'enfant, se disposait à me montrer les jambes du mignon. Le voilà découvert. Si sa figure était rassurante, que dire de ses cuisses aux plantureux bourrelets, de ses jambes aux mollets arrondis! Je regardais la mère un peu surpris, et puis le bébé, qui se mit alors à rire, semblant se moquer de la plus complète façon du docteur et de son étonnement. Il avait raison, le cher ange, de railler son médecin, car je m'étais montré bien maladroit. Qu'avais-je donc besoin de l'examiner ainsi? Est-ce que le visage de la mère n'aurait pas dû dès l'abord chasser toute inquiétude? Elle souriait en arrivant, son enfant ne pouvait être malade.

« Eh bien, docteur, êtes-vous content de moi? » Certes, je l'étais. « Et vous, Madame, n'êtes-vous pas heureuse d'avoir suivi mes conseils? » Un baiser donné au mignon qui tendait ses petites mains vers sa mère fut une bien éloquente réponse.

C'est là toute une histoire que je vous demande la permission de vous raconter, histoire bien simple, l'histoire d'une mère qui veut être maman.

Elle était heureuse, bien heureuse; elle devint mère, son bonheur fut complet. Ce beau rêve, qu'elle avait fait si souvent, d'avoir un enfant à elle, était enfin réalisé. Oh! comme elle l'aimera ce cher petit être! quel soin elle en prendra! C'est elle qui l'élèvera, qui le nourrira, car pourrait-elle confier à une autre le soin de veiller sur un pareil trésor? Mais la grand'maman redoutait pour sa fille les fatigues de l'allaitement et voulait que l'on prît une nourrice : l'on fit appeler le docteur pour juger la question.

Question souvent fort grave à résoudre, puisque deux existences également sacrées sont en jeu, celle de la mère et celle de l'enfant. Cette fois du moins la décision était simple à prendre. Je connaissais la jeune mère de longue date, je savais qu'il n'y avait à redouter chez elle aucune de ces terribles affections dont les germes se transmettent d'une façon si cruelle à l'enfant. Elle était forte et vigoureuse, et c'est une nourriture vivifiante qu'elle devait donner à son cher bébé. La grand'maman voulut faire quelques objections, parlant des fatigues qu'aurait à supporter la jeune nourrice. Mais je lui rappelais que ces fatigues, elle les avait bravées elle-même pour sa fille; c'était à ces soins qu'elle devait d'avoir aujourd'hui force et santé. Pourquoi, mère à son tour, ne suivrait-elle pas le bel exemple qu'on lui avait donné et ne remplirait-elle pas aussi le saint devoir de la maternité? J'affirmai du reste que je répondais de la santé de la jeune femme : on s'en remit à ma décision.

Toutefois, avant de donner mon plein consentement, je tins à rappeler à la jeune maman l'engagement sacré qu'elle prenait. Sans doute je ne redoutais aucune défaillance de tendresse de sa part, mais c'est pour moi une question de principe.

Sans vouloir jamais contrarier le penchant que la mère éprouve à élever son enfant, sans vouloir priver le cher petit être de sa nourrice naturelle, je me fais toujours un devoir de représenter à la mère à quoi elle s'engage. Je tiens par-dessus tout à ce que la détermination prise soit toute volontaire, et je me garde bien de me laisser influencer par aucune sollicitation, par aucune influence de la part de la famille, du mari : car il est à craindre qu'on exécute mal ce qu'on n'aura pas entrepris volontiers.

Il faut laisser un peu de côté les grandes phrases sur le devoir de la mère, songer aux nécessités sociales, veiller avant tout à l'intérêt de l'enfant : tel doit être le rôle du médecin. Il faut savoir rappeler, au besoin, les devoirs pénibles qu'imposent les fonctions de nourrice. Si l'on fait apparaître ainsi quelques ombres au tableau, n'est-il pas assez de brillants rayons de joie et de bonheur pour l'éclairer?

« Vous voulez, dis-je à la jeune femme, nourrir vous-même votre enfant, vous le pouvez, et je n'ai qu'à vous féliciter de la façon si vraie, si complète, dont vous envisagez votre rôle de mère. Plût au Ciel que chaque mère se conduisit comme vous! Bien de pauvres innocents seraient ainsi sauvés. Mais vous savez, n'est-ce pas, quel maître vous vous donnez, maître bien charmant, mais cruellement tyrannique aussi? C'est un dur égoïste qui n'admet aucun partage; pour lui il faudra renoncer au monde et à ses fêtes, lui appartenir tout entière.

« Mais vous m'arrêtez, n'est-ce pas, Madame? Que vous importent ces vains plaisirs, ces joies futiles? que sont-elles, comparées au bonheur si pur, si complet, réservé à la mère? Pour vous seront les premières caresses et les joyeux sourires, vers vous se tendront ces bras mignons, et c'est vous que rechercheront ses regards si tendres. C'est avec vous qu'il ébauchera ses premiers mots si touchants dans leur étrange barbarie. Oh! vous serez bien récompensée de vos peines! Et que penser de celles qui laissent passer devant elles un pareil bonheur! Combien je plains aussi les pauvres mères qui, prêtes à tous les sacrifices pour élever leur enfant, se voient refuser par la cruelle nature cette joie suprême!

« Il est quelquefois réservé, en effet, au médecin d'arrêter ces élans de tendresse. Triste mission que celle d'arracher un enfant au sein de sa mère; mais ne faut-il pas protéger le nouveau venu? La pauvre femme était disposée à supporter toute fatigue, mais la courageuse oubliait dans son amour le mal qui l'avait frappée et dont elle pourrait inoculer à son cher enfant le fatal poison. Il faut défendre ces deux frêles existences, commander à l'une le repos, confier l'autre à une étrangère, hélas!

« Pour vous, la Providence s'est montrée plus clémente; rien n'est à redouter pour le cher mignon. Il n'était pas encore là, vous souvenez-vous, que déjà votre tendresse inquiète songeait à sa nourriture à venir. Vous n'avez pas oublié votre joie quand je vous fis constater, au microscope, quelle force nouvelle la nature vous avait confiée. Avec quel orgueil cherchiez-vous à compter ces globules nageant dans la goutte de lait, quand je vous disais que de leur nombre dépendait sa vertu!

« Mais ne privons pas plus longtemps le cher mignon d'une aussi bonne nourrice; vite à table pour son premier repas.

Il est bien merveilleusement préparé, ce premier festin, il joint.. l'utile à l'agréable. Vous avez remarqué sans doute l'étrange teinte jaunâtre que présentait le premier lait écoulé : c'est qu'il renferme une substance spéciale, le colostrum, destinée à agir d'une façon toute particulière sur les intestins du jeune convive et rendre inutile toute intervention de sirop de chicorée ou autre.

Pendant les premiers temps, il faudra que le couvert soit mis aux premiers désirs de monsieur Bébé; un peu plus tard il faudra régler l'heure de ses repas, sous peine de provoquer de vilaines indigestions. Mais nous en reparlerons. »

Puis j'embrassai le bébé mignon, le félicitant

bien vivement d'avoir une aussi bonne mère; il fut convenu qu'on viendrait faire constater un jour au Docteur les beaux progrès accomplis....

C'est ainsi qu'il me fut donné de jouir de ce charmant spectacle : voir une mère heureuse maman, et un gros bébé bien portant.

QUATRIÈME CAUSERIE

LA MAMAN D'OCCASION.

Vous ne pourrez, Madame, nourrir vous-même votre enfant, me dites-vous. Des raisons qui vous empêchent de remplir ce saint devoir je ne veux pas me préoccuper. Dépendent-elles de votre santé trop délicate ou de ce qu'on est convenu d'appeler les exigences du monde? Peu m'importe : dans l'un et l'autre cas, je vous plains sincèrement.

Vous voulez quelqu'un pour vous remplacer, et vous me demandez une nourrice. Quelqu'un qui remplace une mère? Oh! c'est bien impossible à trouver. Mais, puisqu'il le faut, cherchons ensemble... une maman d'occasion.

Pour votre enfant vous désirez une excellente nourrice, et vous me la dépeignez ainsi : « Elle aura de puissantes mamelles, sera brune, aura de belles dents; son visage sera gracieux. Quoi encore? Ce sera une Bourguignonne, car vous en trouvez charmante la coquette coiffure, et c'est tout. » Laissez-moi alors féliciter votre cher bébé de la bonne pensée que vous avez eue de me demander de vous aider dans vos recherches, car, je le crains fort, votre programme aurait bien mal sauvegardé les intérêts du pauvre enfant. Permettez-moi, pendant le long trajet qui nous sépare du bureau de nourrices, de vous parler un peu de cette question si délicate du choix d'une nourrice,

Comme beaucoup d'autres, vous vous êtes arrêtée à des questions extérieures et secondaires. Vous rêviez une femme au corsage vigoureusement rebondi? Mais, sachez-le, souvent ces corsages contiennent... plus de graisse que de lait.

On vous avait dit aussi que les brunes seules faisaient de bonnes nourrices? C'est être étrangement sévère pour les blondes, et la couleur seule des cheveux ne doit pas être un motif suffisant d'exclusion. J'ai connu des femmes blondes excellentes nourrices, et nous ne devons pas oublier que notre mère Ève était une blonde; elle a cependant assez bien élevé ses enfants.

Votre nourrice doit avoir de belles dents? Bonnes me paraît suffire : car le seul intérêt qu'il y ait à ce que les nourrices soient bien pourvues à cet égard, c'est que la mastication s'effectue alors d'une façon régulière, et que les digestions soient, par suite, rendues faciles.

Que vous dire de la valeur que vous attachez à

l'aspect du bonnet? Je veux croire que ce n'est pas sa forme seule qui vous séduit, mais le beau et sain pays qu'il rappelle. Tenez-vous sur vos gardes alors, car vous rencontrerez nombre de ces bonnets normands, bourguignons ou bretons qui abritent sous leurs festons de modestes habitantes des Batignolles, Montmartre ou Belleville.

La nourrice, il faut bien le dire, cherche à tromper sur tout et pour tout. Elle trompe sur son pays, sur son âge, sur l'âge de son lait; elle présente comme sien un enfant de belle mine que lui a prêté une voisine; elle emprunte des certificats, etc., etc. Aussi faut-il n'avoir qu'une confiance des plus restreintes dans les renseignements ainsi fournis.

Laissez-moi, Madame, vous dire à mon tour ce que j'entends par une bonne nourrice.

La nourrice sera forte, vigoureuse, aura le teint coloré, les épaules larges, en un [mot devra présenter toutes les apparences d'une bonne santé. Toutes les maladies du système nerveux, hystérie, épilepsie, même simple excitabilité nerveuse, doivent faire refuser une nourrice, chaque attaque modifiant d'une façon fâcheuse la composition du lait; en outre, au moment des crises, l'enfant pourrait subir de la part de la nourrice les lésions les plus graves sans qu'elle en ait conscience. L'anémie, la tuberculose, le diabète, seront aussi des raisons de refus.

La nourrice aura de vingt à trente-cinq ans.

2.

Avant cet âge elle peut ne pas avoir la prudence et la raison nécessaires pour surveiller et élever un enfant, et, point plus important, ne pas offrir une résistance suffisante pour supporter les fatigues de l'allaitement. Si la nourrice est plus âgée, on peut craindre de voir la sécrétion du lait tarie avant que l'allaitement soit achevé. De plus, l'âge a une influence réelle sur la composition du lait. On voit en effet que le lait d'une femme de seize à vingt ans contient plus de caséine fort peu de sucre, conditions qui le rendent difficile à digérer. Par contre, dans le lait d'une femme de trente-cinq à quarante ans la quantité d'eau est augmentée et les parties solides diminuées : le premier de ces laits est trop nourrissant, le second au contraire trop pauvre.

J'estime aussi qu'il est d'un certain intérêt de s'informer si la femme qui se présente pour être nourrice a déjà nourri des enfants.

Tout d'abord, une femme ayant élevé un enfant connaît mieux les soins qu'il faut apporter dans cette tâche ; en second lieu, le fait qu'elle a allaité fournit une forte présomption pour croire que cette fois encore son lait sera en suffisante quantité ; enfin, on pourra avoir auprès des personnes chez qui elle était auparavant de précieux renseignements sur sa moralité, son caractère.

Sans attacher, en effet, une trop grande importance au caractère, il peut être bon que la nourrice soit d'un naturel gai et ait une certaine intelligence pour bien comprendre et les devoirs qu'elle a à remplir et le rôle qu'elle est appelée à jouer.

Toutes ces questions, qu'on aurait tort, je crois, de négliger complètement, sont cependant secondaires; ce qu'il importe surtout pour une nourrice, c'est qu'elle puisse allaiter convenablement un enfant et lui fournir de bon lait.

Mais nous voici arrivés au bureau de nourrice. Vous plaît-il d'y entrer avec moi et d'assister à ma visite? Visite un peu singulière sans doute; mais pour votre cher enfant n'êtes-vous pas prête à tout affronter? Entrons donc, je vous ferai mieux apprécier ainsi les vraies qualités de la nourrice. Nous sommes reçus dans une sorte de salon-bureau, et la directrice, de son air le plus gracieux, nous annonce qu'elle va avoir l'honneur de faire défiler devant nous ses nourrices. Bien souvent j'ai eu occasion de me présenter dans ces étranges établissements, et je ne puis malgré tout, me défendre d'un sentiment de tristesse profonde en y entrant. C'est que chaque fois je songe au pauvre petit innocent qui va être privé de sa mère. A celle-là le Ciel avait tout donné pour élever son enfant : par quelle cruelle injustice du sort le pauvre mignon sera-t-il privé de la nourrice à laquelle il avait tant droit? Mais ces regrets sont superflus, il faut bien accepter le monde tel qu'il est.

Tenez, trois femmes sont là qui viennent solliciter nos suffrages. En voici une dont l'ample corsage répond bien à votre idéal, mais voyons *les choses* de plus près : tout est permis à un médecin à qui incombe le beau rôle de défendre et protéger l'enfant. Dans cet amas de graisse, c'est avec peine que l'on perçoit au toucher la glande qui doit fournir la précieuse nourriture de votre enfant, et elle est bien petite ; certes, ce n'est pas cette nourrice que je vous proposerai.

Regardons la seconde ; moins de volume mais plus de sérieux ; cependant, remarquez la façon par trop discrète dont se comportent les bouts des seins : c'est à peine s'ils font au dehors une légère saillie ; l'un d'eux n'existe pour ainsi dire pas. Votre cher bébé aurait peine à boire avec des vases ainsi conditionnés ; ses petites lèvres s'épuiseraient en efforts superflus : je refuse aussi cette nourrice.

Serons-nous plus heureux avec la troisième? Je l'espère, car j'augure bien de ces veines bleues qui courent sur le sein; elles m'annoncent, avec la richesse de la circulation, l'abondance de la sécrétion du lait.

Cette partie de l'examen me satisfait assez. J'apprends de plus que le gros bébé que la nourrice tient dans ses bras est son second enfant, qu'elle a élevé le premier au sein pendant douze mois. Un dernier point très important reste à examiner : quel est l'âge de son lait ? c'est-à-dire depuis combien de temps est-elle accouchée? Quatre mois : c'est parfait.

Il faut bien se garder, en effet, de prendre un lait trop vieux. Une femme peut avoir un lait abondant pendant quinze à vingt mois en moyenne, et il faut en général que la nourriture de bébé soit à peu près garantie pour douze mois.

J'achève mon examen. Vous le voyez je regarde la gorge, j'examine le cou pour y rechercher les traces qu'auraient pu y laisser une maladie scrofuleuse ou autre, et, le cas échéant, je ferais bonne justice des soi-disant accidents, brûlures, coups, chutes, invoqués pour expliquer la présence de cicatrices. Mais je n'ai rien à dire ; je n'ai vu sur la poitrine, sur les mains aucune éruption qui puisse m'inquiéter, et j'ai constaté sur les bras les traces de la précieuse vaccine. Je me suis assuré aussi que la respiration était normale.

Prenez donc cette nourrice, je veux espérer qu'elle élèvera bien votre enfant ; mais, souvenez-vous-en, je ne garantis rien ; c'est d'ici quelques jours que nous verrons ce que vaut véritablement cette maman d'occasion.

CINQUIÈME CAUSERIE

LA MAMAN D'OCCASION

Voici la nourrice trouvée. — Il semble tout d'abord qu'on n'ait qu'à se féliciter de la résolution prise. Son air est modeste et doux, et c'est avec une vraie tendresse qu'elle a embrassé Bébé : avec quelle ardeur le mignon s'est-il emparé du sein qu'on lui offrait ! Sans doute, madame, vous devez être satisfaite. Pourquoi donc alors cet air de tristesse ? J'en devine la cause ; c'est que vous n'avez pu réprimer un mouvement de jalousie en voyant cette étrangère s'emparer ainsi de votre cher enfant, en prendre possession ; voilà la première douleur que vous cause la nourrice, bientôt surviendront d'autres ennuis.

Je le crains fort, votre bonne opinion sur la réserve de la nourrice durera peu et il faudra compter avec ses exigences. Elle ne tardera pas à se plaindre sur tout et pour tout. Sa nourriture d'abord.

Elle ne peut manger de ceci, cela lui pèse à l'estomac, le vin servi ne lui convient pas. Vous voilà tout émue. Ne faut-il pas que la nourrice soit bien portante pour que l'enfant ait une robuste santé? Vous êtes prête à donner des ordres pour que les meilleurs morceaux soient réservés à la nounou, que pour elle soit le vin le plus vieux. Ce serait agir inconsidérément, et ces prétentions, croyez-moi, servent bien plus la gourmandise de la nourrice que les intérêts de l'enfant.

Il faut évidemment que la nourrice soit bien nourrie, mais elle ne doit pas avoir une alimentation trop riche. Il faut au contraire, songeant à ses habitudes antérieures, chercher à lui donner une nourriture qui se rapproche autant que possible de celle qu'elle prenait d'habitude : en général, de la viande une fois par jour, beaucoup de légumes, de l'eau rougie ou de la bière.

Qu'il n'y ait aucun excès de viande ou de vin qui rendrait le lait moins digestible. Car, si on ne sait quels sont les aliments qui font le lait, on sait au moins ceux qui lui sont nuisibles. Qu'on veille par-dessus tout à ce qu'il ne soit fait usage ni de café, ni de thé, ni d'alcool qui donnent au lait des propriétés excitantes, qui énervent l'enfant. Un exemple viendra prouver ce que j'avance.

Un enfant de trois semaines, dont la nourrice paraissait être dans de très bonnes conditions, après s'être bien porté jusque-là, commença à être agité, énervé, chaque fois qu'il avait pris le sein.

Il ne s'endormait plus, devenait rouge, et n'avait pas du tout l'aspect habituel des enfants qui ont suffisamment tété. La nourrice avait cependant un lait très abondant et très riche en globules. Au bout de quelques jours, l'enfant avait alors cinq semaines, il fut pris d'une éruption de gourme sur la figure, le cou et une partie du tronc : l'agitation après l'allaitement persista et il y eut même une véritable crise convulsive à laquelle il était impossible d'assigner une des causes invoquées habituellement en pareil cas. Après une enquête minutieuse, on finit par découvrir que, l'enfant étant très gros et très vigoureux et tétant beaucoup, la nourrice, dont le lait avait déjà neuf mois, buvait par jour, dans le but de le renouveler, quatre bouteilles de vin qu'elle supportait assez bien pour ne pas avoir soulevé les soupçons de sa maîtresse. On devait songer alors à une intoxication alcoolique : la nourrice fut surveillée attentivement et mise au régime suivant : une demi-bouteille de vin par jour, plus une bouteille de bière, un litre ou deux d'eau d'orge, nourriture rafraîchissante. En quelques jours, l'enfant reprit complètement sa santé : il n'y eut plus d'agitation, plus de convulsions ; en huit jours la gourme disparut complètement.

On voit donc l'importance qu'il y a à ce que la nourrice ait un bon régime alimentaire ; il est non moins utile de se préoccuper du genre de vie qu'elle doit mener.

3

La nourrice doit sortir tous les jours pendant deux heures, une heure au moins; il le faut pour elle, il le faut pour l'enfant. Mais qu'elle sorte toujours accompagnée : je ferai voir dans une prochaine causerie les dangers qu'il peut y avoir à la laisser se promener seule.

Il faut tout naturellement éviter aux nourrices des travaux pénibles; leur nourrisson doit être leur principale occupation, mais il est bon toutefois qu'elles ne restent pas absolument oisives et qu'elles puissent dépenser, dans quelques travaux peu fatigants, leur besoin d'activité.

Je me souviens d'une brave fille, que j'avais examinée avec soin et qui offrait toutes les conditions requises pour faire une excellente nourrice, Elle entra dans une riche famille. Certes elle n'avait pas à se plaindre de l'existence qu'elle menait. Rien à faire, et lorsqu'elle sortait ce n'était qu'en voiture! Cependant sa santé s'altérait, son lait diminuait : il me suffit d'enlever cette femme à cette trop grande inertie, de lui faire donner quelque travail dans la maison pour la voir bientôt retrouver toute sa santé.

Tout est à surveiller chez la femme qui nourrit. Ordinairement pendant la durée de la lactation, les troubles mensuels sont supprimés, cependant ils surviennent quelquefois; si leur existence ne détermine chez le nourrisson qu'un peu d'agitation ou de tristesse, ne provoque que quelques selles liquides ne durant que peu d'heures, si souffrant en ce moment il se remet aisément de ces indispositions, il n'y a pas lieu d'en tenir compte. Si, au contraire, le retour de ces fonctions entraîne dans l'économie du nourrisson l'apparition de désordres plus graves, persistants, entraînant une faiblesse croissante et de l'amaigrissement, on devra changer la nourrice.

Une grossesse commençante chez la nourrice est une des plus mauvaises conditions pour l'enfant. Par suite de cet état, en effet, la secrétion lactée ne tarde pas à diminuer, parfois même elle se trouve presque tarie; les qualités du lait se sont modifiées : on voit bientôt l'enfant être pris de troubles gastro-intestinaux, son visage pâlit, il dépérit rapidement. Il faut se hâter d'intervenir et de l'enlever à sa nourrice.

Je sais combien les parents s'alarment à la pensée de changer de nourrice, je reconnais que c'est chose délicate; mais, si l'on voit l'enfant dépérir, il y a indication formelle. Qu'on n'aille pas croire surtout que le bébé refusera de téter une nouvelle femme ; c'est là une grave erreur contre laquelle on ne saurait trop s'élever. Si c'est bien en effet à l'insuffisance du lait de sa nourrice ou à sa mauvaise qualité que le nourrisson doit le fâcheux état de sa santé, on peut être sans crainte; c'est avec avidité que le pauvre petit affamé prendra le nouveau sein. Il y puisera largement la nourriture qui lui manquait autrefois, et s'endormira ensuite d'un sommeil paisible.

Un conseil pour terminer. — Il sera prudent de n'avertir la nourrice en fonction qu'on doit la renvoyer, que lorsqu'on aura la remplaçante, ce changement pouvant donner lieu à une mauvaise humeur de la titulaire dont le pauvre baby supporterait les conséquences. Il peut être utile aussi de laisser comprendre à une nourrice, qu'on ne redoute nullement le changement de lait pour le nourrisson : elle n'en sera que plus attentionnée, plus prévenante.

SIXIÈME CAUSERIE

J'ai déjà beaucoup parlé de la nourrice, je crois devoir cependant insister encore sur les dangers auxquels elle expose trop souvent l'enfant qui lui est confié; je tiens à bien établir surtout qu'elle ne peut remplacer la mère; qui peut la remplacer!

Je vous ai demandé de ne pas laisser sortir seule votre nourrice lorsqu'elle promènera Bébé; j'avais pour cela mille bonnes raisons. C'est pendant ses petites promenades que le cher mignon a plus particulièrement besoin que l'on veille sur lui; il est en ce moment plus qu'en tout autre exposé à des accidents de tout genre : il faut le garder de tout heurt, le prémunir et contre l'air trop vif, et contre le soleil trop ardent. Je doute fort que la nounou ait pour lui ces attentions, cette constante vigilance qui n'appartiennent qu'à la mère : le plus ordinairement d'ailleurs, dans la promenade de Bébé, elle ne verra qu'une distraction pour elle, une occasion de se rencontrer, de causer avec quelques camarades. Si même elle peut croire échapper à toute surveillance, elle modifiera souvent étrangement le but de ses sorties. Au lieu de rechercher, aux endroits qu'on lui a indiqués, l'air et le soleil si nécessaires au pauvre petit, elle mettra à profit ses instants de liberté pour rendre visite à quelque amie.

C'est ainsi que j'ai trouvé installée dans une loge de concierge, chambre étroite et sans air, une nourrice que l'on croyait en train de promener Bébé aux Champs-Élysées. Elle était chez une « payse », paraît-il. Je n'avais pas à approfondir cette question, et, d'ailleurs, les verres de cassis placés sur la table semblaient le démontrer, mais je demandai à voir mon petit client. Il dormait dans une pièce voisine, me dit-on. Il y était en effet, mais pas seul. Un gros chat, commensal du logis, avait sauté sur le lit et s'avançait en rampant vers l'innocent, toutes griffes dehors. Si on était venu quelques secondes plus tard, un malheur était inévitable, le pauvre mignon aurait été défiguré, peut-être aveuglé par l'animal jaloux.

Quel chagrin pour la mère, quels remords surtout, car n'était-ce pas à elle à veiller sur le petit ange? Avait-elle le droit de l'abandonner ainsi aux soins d'une femme dont une pensée de lucre est trop ordinairement le seul mobile?

Ce fait, dont j'ai été témoin, combien souvent doit-il se renouveler! S'étonnera-t-on après de la mine pâle du chérubin, si ses sorties ne servent qu'à le transporter dans une atmosphère viciée au lieu de l'air pur qui lui est si utile? Est-ce ainsi que les prescriptions du médecin auront été remplies? Sont-ce là les promenades recommandées?

Bien souvent, comme moi, Madame, vous vous êtes arrêtée pour regarder un de ces bébés couché dans sa petite voiture d'osier. N'avez-vous pas admiré sa tête mignonne si adorable sous un chapeau enrubanné? Près de la voiture marche l'ange gardien, la mère; à son regard n'a pas échappé votre admiration, et par quel beau sourire de fierté elle y répond. Oh! pour cet enfant je suis sans crainte, mais je tremble pour cet autre : la mère n'est pas là. Voyez, un de ses bras pend en dehors de la voiture, sa tête penchée est presque effleurée par la roue, et, pendant ce temps, la nourrice insoucieuse, toute fière des épingles dorées fichées dans son bonnet et des larges et longs rubans qui serpentent sur son dos, daigne donner des conseils à une amie moins fortunée tout en poussant la petite voiture sans y jeter un regard. Mère, pourquoi n'êtes-vous pas là?

Une mère ne pas veiller sur son enfant, quitter ce poste d'honneur que Dieu lui a confié, n'est-ce pas une désertion, et la plus triste de toutes? Combien cependant ce poste est doux à tenir? Quelle joie plus grande que de s'occuper sans cesse de cet enfant qui, dans sa petite personne, renferme tant d'espérance et de bonheur!

Si la mère veille sur lui, il ne sera pas exposé, le pauvre petit, à rester toute une journée entouré de langes mouillés et salis. Je n'aurai pas le chagrin de voir, comme cela m'arrive trop souvent, ses cuisses rougies, gercées, écorchées, par suite de la négligence d'une nourrice qui n'aura pas songé à le changer lorsqu'il en était besoin.

Si je parle des dangers qui menacent l'enfant élevé par une nourrice au domicile de ses parents, que n'aurai-je pas à dire pour le pauvre petit emmené au loin, chez sa nourrice! Pour celui-là, tant de périls l'entourent. que l'État s'en est ému. C'est qu'elle était d'une terrible éloquence, cette statistique des enfants morts en nourrice! Sur cent enfants élevés hors de chez leurs parents, cinquante, quatre-vingts même mouraient. On vota une loi de protection des enfants, des médecins furent nommés, chargés de les visiter, de les protéger. C'est là une mesure à laquelle on ne saurait trop applaudir; on a déjà pu voir, grâce à cette surveillance, diminuer, se ralentir ce nouveau massacre des innocents. Mais la loi n'est pas encore mise partout en vigueur, et d'ailleurs aucune intervention, quelle qu'elle soit, peut-elle valoir celle de la mère?

Combien je plains celles qui, se croyant forcées de se séparer de leur enfant, rendent cette séparation plus funeste encore en envoyant loin d'elles le pauvre petit être! Je le sais, la mère a pensé que l'air des champs serait favorable au cher adoré; la nourrice était vigoureuse, pleine de santé; son aspect simple l'a séduite, elle lui a confié son trésor; il a été bien convenu du reste qu'il ne serait élevé qu'au sein. La nourrice a promis, mais tiendra-t-elle sa parole?

Rentrée chez elle, elle cherche au bout de quelques jours à sevrer son enfant, mais il lui semble bientôt que le petit souffre de ce nouveau mode d'alimentation. L'amour maternel s'éveille, elle rend le sein à son enfant. Le pauvre étranger est élevé au biberon, et, comme le lait est cher, on lui donne aussi de grosses et lourdes bouillies; bien entendu, la maman n'est pas prévenue des résolutions prises. Un jour pourtant, elle reçoit une lettre lui annonçant que Bébé est malade, a de la diarrhée. Une seconde lettre arrive quelques jours plus tard, mais, celle-là devrait être bordée de noir : l'enfant est mort.

Combien n'en est-il pas envoyé de ces lettres lugubres! Mères, veillez!

D'autres fois, plein d'impatience, on ouvre la lettre qui doit apporter des nouvelles du cher exilé : c'est le récit d'un terrible accident qui vient surprendre les pauvres parents. On a peine tout d'abord à comprendre, au milieu du style étrange, des réticences de la nourrice, la gravité de l'accident; on sait seulement que Bébé a été brûlé. On court auprès de lui, on trouve le pauvre mignon horriblement défiguré : il a tout le visage brûlé ; pendant une absence de la nourrice, il est tombé dans le feu.

Quelle horrible douleur pour vous, pauvre mère ! mais si vous aviez été là, à votre poste, croyez-vous que ce malheur serait arrivé ?

Qu'on n'aille pas croire que ces faits sont inventés, ils ne sont que trop réels, hélas ! Faut-il encore rappeler cet horrible drame que rapportaient les journaux dernièrement ?

Un enfant a été confié à une nourrice ; cette femme habitait la campagne, dirigeait une petite ferme. La mère a cru que son enfant ne pourrait être placé dans de meilleures conditions. Tout alla bien d'abord : le nourrisson se fortifiait, grandissait. Vint l'époque de la moisson. Un jour la nourrice, après avoir bien installé l'enfant dans son berceau, courut aux champs. Quand elle revint, elle trouva le berceau renversé ; dans un coin, un porc dévorait les restes du pauvre enfant !

Je m'arrête, ces horribles exemples sont trop cruels à rapporter.

Qu'ai-je besoin du reste de m'étendre sur un pareil sujet ? Ce n'est certes pas aux gracieuses lectrices de ces causeries qu'il est nécessaire de parler des devoirs de la mère ; toutes ne les connaissent-elles pas, ne les pratiquent-elles pas ? ne prodiguent-elles pas tendresse et dévouement à ces chers petits êtres qu'il est si bon d'aimer et qui vous remercient si bien par un gai sourire? Je sais combien au contraire elles sont attentives à veiller sur leurs chers trésors, ces vraies mères, cherchant à écarter loin d'eux dangers et souffrances. Pour cela rien ne les rebute, rien ne les arrête.

Faut-il dire, Madame, avec quelle énergique volonté vous avez repoussé les conseils du docteur lorsqu'il vous suppliait d'aller prendre quelques heures de repos après ces trois longues nuits passées au chevet de votre Jeannette si malade? Il vous semblait que vous seule pouviez la veiller. Votre courageux amour fut récompensé, la mignonne guérit : elle vous devra deux fois la vie.

Puissent toutes les mères vous ressembler!

Qu'il me soit permis, en ma qualité de docteur, de terminer cette causerie par une ordonnance : « Ce qu'il faut, avant tout, à l'enfant, c'est sa mère. »

SEPTIÈME CAUSERIE

MENACES DE DISETTE.

M. Bébé a un vigoureux appétit. Lorsque l'heure est arrivée, il sait réclamer énergiquement et bruyamment son repas, quelquefois même il veut en devancer le moment. J'ai le regret de lui déclarer qu'il se met dans son tort, et je vous dirai, dans notré prochaine causerie, pourquoi il faut rester sourd, dans ce cas, à ses réclamations. Pour me faire pardonner cette opposition nécessaire à ses désirs, je tiens à dire à M. Bébé que si je veux que ses repas soient réglés, je tiens aussi à ce que, l'heure venue, il trouve le couvert mis et le repas bien préparé. C'est ce dont je vais m'occuper aujourd'hui.

La tendre maman a, je le sais, pris toutes les précautions possibles pour cela. Craignant même, trop souvent à tort, de ne pouvoir fournir une nourriture suffisamment abondante à son cher enfant, elle a pris une nourrice. Sans doute, c'est avec les plus grands soins qu'on aura choisi cette si importante fonctionnaire, mais, je l'ai dit et je le répète. c'est à l'œuvre qu'on reconnaît... la nourrice.

Ainsi, voici un cher petit qui se jette avec fureur sur le sein qu'il réclame avec instance. Ses lèvres se remuent avec une noble ardeur, il semble qu'il doive absorber un repas plantureux; je crains qu'il n'en soit rien cependant, si j'en juge par sa mine chagrine, presque désappointée. Il recommence ses cris; je suis sûr maintenant que le pauvre petit convive a été bien mal servi.

On peut établir en règle, en effet, que toutes les fois qu'un enfant ayant télé avec force en faisant avec ses lèvres beaucoup de bruit, crie au lieu de s'endormir, c'est que la nourrice n'a pas assez de lait.

Des causes diverses peuvent être la raison de ces désagréables surprises pour Bébé.

L'attitude de la nourrice, la façon dont elle tient l'enfant lorsqu'elle lui donne le sein, ne sont pas choses indifférentes. La nourrice, lorsqu'elle allaite, doit être assise ou avoir au moins le haut du corps soulevé; le bébé ne sera pas tenu horizontalement, mais d'une façon oblique; son visage ne sera pas appliqué étroitement contre le sein:

il faut que tout en tétant il puisse respirer librement par les narines.

Il est bon, en outre, que la main de la nourrice soit mise de façon à aider le premier écoulement du lait, et à épargner au nouveau-né de trop grands efforts de succion, ou, au contraire, à modérer l'excrétion pour éviter à l'enfant des accès de toux et de vomissements que pourraient déterminer des ingurgitations trop brusques.

Il faut que la nourrice présente alternativement l'un et l'autre sein à son nourrisson: plusieurs raisons doivent faire conseiller cette pratique. D'abord, si l'enfant est vigoureux, il puisera plus facilement une abondante nourriture ; ensuite, c'est un fait établi qu'une mamelle qui ne fonctionne pas ne tarde pas à se tarir: cette raison seule serait suffisante pour motiver notre recommandation.

Que, par suite d'une alimentation mal conduite, un seul sein soit à la disposition de notre vorace mignon, et que ce sein vienne à être le siège de quelque inflammation, que deviendra le pauvre petit? Il sera menacé d'une cruelle disette. Combien de temps durera-t-elle et comment la supportera-t-il? Si, au contraire, il a deux portes où frapper, l'une au moins restera ouverte. Et de quelle fréquence sont les affections du sein !

La finesse toute particulière de la peau qui recouvre la mamelle, souvent la brièveté du mamelon sont des causes prédisposantes à ces affections; l'action irritante de la salive du nourrisson vient encore faciliter leur production.

Une des lésions les plus fréquentes est la gerçure du sein, et si elle est légère elle n'en donne pas moins lieu à de bien cruelles souffrances. J'ai vu de pauvres femmes pleurer, crier, lorsqu'elles allaitaient leur enfant dans ces conditions ; mais si grand est l'amour maternel qu'elles voulaient endurer ces douleurs plutôt que de priver le cher adoré de sa nourriture accoutumée. Cependant la succion exercée par le bébé plusieurs fois par jour ne permet que bien difficilement d'obtenir une guérison. Bien des procédés, bien des méthodes ont été proposés, je le sais. On conseille de recouvrir le sein de teinture de benjoin, de collodion, de se servir d'un bout de sein ; je ne parle pas des diverses pommades préconisées, qui le plus souvent sont sans effet, et dont quelques-unes n'arrivent malheureusement, par suite de leur composition, qu'à déterminer des troubles sérieux dans la santé du nourrisson. Le mieux est de n'user que rarement du sein malade : Bébé aura à se féliciter alors, si on a suivi mes conseils, et s'il est habitué à demander sa nourriture tantôt à droite, tantôt à gauche : si la droite est... en réparation, il saura se contenter de la gauche.

On peut d'ailleurs prévenir souvent, par des soins hygiéniques bien entendus, ces sortes d'accidents. Il est bon, après chaque tétée, que les seins soient lavés, de préférence avec un liquide légèrement astringent, comme l'eau de feuilles de noyer.

Les seins peuvent être plus sérieusement atteints, souvent surviennent des abcès qui donnent lieu à des accidents plus ou moins graves, suivant qu'ils siègent plus ou moins profondément dans les tissus. Alors aussi la pauvre nourrice souffrira cruellement; mais elle devra se garder de témoigner cette courageuse abnégation que je signalais tout à l'heure, car ce serait une nourriture empoisonnée qu'elle courrait risque de donner à son cher enfant : au lait serait mélangé du pus, dont la présence se manifesterait bientôt par l'affaiblissement du nourrisson.

Voilà quelques-unes des raisons qui peuvent renverser la marmite de mon ami Bébé; mais sont-ce les seules qui l'exposent à rester le ventre creux ? Hélas ! non; il peut arriver que le couvert soit bien mis, le repas prêt à point, et que cependant le pauvre mignon ne puisse prendre part au festin.

Il est des enfants qui naissent prématurément, ou n'ont pas la force suffisante pour prendre le sein, en faire jaillir le lait ; d'autres, bien que venus à terme, sont également trop délicats, trop faibles pour pouvoir téter. Il faut venir en aide à ces chétives créatures, chercher à leur donner bien vite la force qui leur est si nécessaire.

Du lait sera tiré d'heure en heure du sein de la nourrice et offert à l'enfant à la dose d'une ou deux cuillerées à café chaque fois. On fera des frictions avec des substances alcooliques, et l'on donnera des bains tièdes de vin rouge d'une durée de cinq à six minutes deux fois par jour. Si l'abattement se prononçait davantage, on administrerait, dans l'intervalle des cuillerées de lait, de l'eau panée ou gommeuse, chargée de malaga dans la proportion d'une cuillerée à dessert pour un demi-verre d'eau. Parfois on sera forcé de poursuivre l'allaitement à la cuiller pendant un temps plus ou moins long ; mais en général, au bout d'un ou deux jours, la médication aura réveillé la puissance de succion, et le nourrisson s'allaitera tout seul.

S'il faut se montrer plein de soins attentifs, de tendres prévenances, pour le petit être qui fait ainsi sans force son entrée dans le monde, il faut réprimer énergiquement la paresse de cet autre qui, vigoureux en apparence, est somnolent, apathique et dort sans cesse. Pour lui, l'heure du repas a beau sonner, il fait la sourde oreille ; mis au sein, il ne fait que quelques efforts de succion et s'endort ; il semble qu'il n'ait aucun besoin, aucun appétit.

Si pendant les premiers jours on peut, vu sa bonne apparence, ne pas s'inquiéter de cet état de choses, il y aurait danger cependant à le laisser continuer. Il faut chercher par tous les moyens à tirer les enfants de cette funeste torpeur, il faut les secouer, les fouetter même au besoin, leur faire des frictions aromatiques pour les exciter. On pourra aussi les purger avec un peu de sirop de chicorée pour stimuler leur appétit. Peut-être sera-t-il nécessaire de les nourrir pendant quelque temps à la cuiller, mais cela le moins longtemps possible, autrement, incorrigibles paresseux, ils ne reprendraient le sein qu'avec difficulté et perdraient l'habitude des efforts de succion nécessaires pour téter.

HUITIÈME CAUSERIE

UNE FLEUR QUI S'ÉPANOUIT.

Certainement, Madame, votre bébé est ravissant adorable, incomparable ! Je suis même prêt a reconnaître qu'il y a dans son regard quelque chose de malin, une intelligence éveillée avant l'heure, en sursaut. Mais faut-il vous dire ce qui me touche tout particulièrement ? C'est que, lorsque j'ai pris dans mes bras le charmant mignon, je l'ai trouvé... lourd :

Pardonnez-moi cette prosaïque pensée, et surtout n'allez pas m'accuser de honteux matérialisme.

C'est que le poids acquiert une haute valeur, une importance toute particulière lorsqu'il s'agit de ces chers petits êtres. Je dirai même que c'est par lui seul que l'on peut constater leur santé, l'heureux développement de leur force.

Il est si chétif, si faible, le chéri, lorsqu'il fait

son entrée dans le monde, entrée qu'il salue par ses cris, comme s'il se doutait d'avance des chagrins, des douleurs qui lui sont réservés. A ce moment il ne pèse que 3,000 à 3,500 grammes. C'est peu, et cependant, dans les deux ou trois premiers jours de son existence, il perdra encore de son poids, 100 grammes environ.

Mais rassurez-vous, bientôt il rattrapera ce bien perdu, et vers le septième jour, il sera revenu à son premier poids. Alors, fleur vivante et charmante, il commencera à s'épanouir. Chaque jour, pendant les six premiers mois, il augmentera de 15 à 20 grammes environ. Pendant les mois suivants jusqu'au douzième mois, il se bornera à gagner 10 grammes chaque jour, en moyenne.

J'espère que vous me pardonnerez cette vulgaire exposition de chiffres, puisqu'elle me permet de vous donner le moyen de constater sûrement par vous-même l'état de santé de votre cher enfant, et certes le moyen est facile, une simple balance suffit. N'allez pas vous récrier à propos du modeste appareil que je vous offre: la balance sert à peser or et pierres précieuses. Tout ce que je demande à cet utile instrument c'est d'être sensible c'est-à-dire de noter les différences de 2 à 3 grammes. Je ne m'oppose pas non plus à ce que l'un des plateaux soit remplacé par un gracieux berceau.

C'est le matin de préférence qu'on se livrera à ce grave travail de la pesée. On pourrait aussi y procéder de temps à autre après les tétées; de façon à se rendre compte de la quantité de nourriture absorbée par le petit convive.

Si vous ne constatez pas chaque jour à peu près, car je ne puis évidemment établir que les moyennes, l'augmentation de poids que je vous ai signalée, que votre sollicitude soit en éveil, quelque danger menace notre cher bébé, danger tenant soit à la nourrice, soit, plus souvent, à la façon dont les repas sont servis.

C'est qu'il faut que l'allaitement soit bien dirigé, astreint à une règle sévère dont on ne se départira pas. Trop généralement, lorsqu'un enfant vient à crier, on cherche à l'apaiser en lui donnant le sein. Que ses cris se répètent, il ne quittera pas pour ainsi dire la table. Gardez-vous de croire qu'il puisera ainsi une saine nourriture et qu'il progressera d'autant mieux que le couvert est ainsi mis à ses moindres désirs: un résultat tout différent se produirait au contraire : l'enfant aurait de la diarrhée, des vomissements, dépérirait. Entré dans notre triste humanité, il en subit les lois. Qu'arriverait-il de notre estomac, si nous l'obligions à absorber repas sur repas? Il se refuserait bien vite, n'est-ce pas, à cette bombance; ou il protesterait énergiquement par des manifestations indiscutables, ou il se bornerait à accepter quelques hors-d'œuvre : ainsi se passent les choses chez notre cher bébé.

Si chaque fois qu'il crie on le met à table (la chair est faible, et à son âge il est bien excusable, le cher petit), il mangera ou vigoureusement, et son estomac, se refusant à cet excès de travail, rejettera la nourriture qu'on veut lui imposer, ou, il ne mangera que du bout... des lèvres : mais alors il ne goûtera qu'aux hors-d'œuvre. C'est un fait bien connu que le premier lait écoulé renferme peu d'éléments nutritifs ; si on présente trop souvent le sein au cher mignon, il ne prendra du lait que la partie aqueuse.

Il ne faut donner le sein à l'enfant que toutes les deux heures le jour, toutes les quatres heures la nuit. Je sais bien que la pauvre mère aura pendant quelques jours à entendre les cris du cher gourmand ; mais que sa tendresse se montre courageuse. Bientôt l'intelligent bébé, se rendant compte que ses cris sont inutiles, les cessera et ne demandera plus ses repas qu'à l'heure réglementaire. Ces sages prescriptions sont doublement utiles et pour l'enfant et pour la nourrice. Une pauvre femme qui serait astreinte nuit et jour, à tout propos, à présenter le sein à son nourrisson perdrait bien vite force et santé. Que mon cher mignon veuille donc se montrer plus réservé. Je ne veux pas cependant me montrer trop cruel et j'accorde volontiers un supplément à ces petits qui ne comptent encore qu'un mois d'existence.

Qu'est-ce qu'il faut encore au cher adoré après avoir bien mangé, bien dormir ? C'est aussi pour lui réserver un tranquille sommeil que j'ai voulu qu'on l'habituât à peu téter la nuit. Je crois bien inutile de demander qu'il ait son lit à lui; on sait trop les terribles accidents survenus aux enfants couchant dans le lit de leur mère ou de leur nourrice. D'ailleurs, préparer le berceau de M. Bébé n'a-t-il pas été pour vous une bien grande joie? Le lit n'est-il pas souvent prêt bien avant que le petit voyageur soit arrivé? Quelquefois même n'a-t-on pas été obligé de changer la nuance des rideaux et des rubans quand on a appris à quel... pays appartenait l'hôte si impatiemment attendu?

Mr. ou Mlle Bébé a donc son berceau. Que ce premier lit soit doré, argenté ou en simple osier, peu m'importe; mais je désire qu'il soit garni de rideaux pour préserver le nouveau venu de l'éclat trop vif de la lumière et surtout des courants d'air, dont l'influence se ferait cruellement sentir sur ses petits yeux. Je demande aussi que le bébé soit couché non sur le dos, mais sur le côté. Je me souviens d'un bien triste drame dont j'ai été témoin autrefois à l'hôpital. Une pauvre mère, après avoir donné, le soir, le sein à son enfant, l'avait remis dans son berceau, couché sur le dos. Le lendemain, à son réveil, sa première pensée fut pour son cher enfant. Elle se pencha pour le prendre. Horreur! ce n'était plus qu'un petit cadavre qu'elle soulevait maintenant dans ses bras! Quelle avait été la cause de cet horrible malheur? L'autopsie vint l'établir. Avant de s'endormir l'enfant avait largement tété, pendant son sommeil il avait été pris de vomissements; mais, couché sur le dos, il n'avait pas eu assez de force pour rejeter le lait qui lui remplissait la bouche : le liquide avait pénétré dans les voies aériennes et, en se caillant, avait empêché la pénétration de l'air et déterminé l'asphyxie.

Veillez donc, tendres mères, à la façon dont sont couchés vos enfants ; que si sous votre baiser du soir vous trouvez la fleurette frileusement endormie, vous la trouviez bien joyeusement épanouie au matin.

NEUVIÈME CAUSERIE

J'ai plaint les pauvres petits que la faiblesse impuissante de leur mère ou, trop souvent, hélas! de vaines préoccupations mondaines privaient de leur nourrice naturelle et qui étaient confiés aux soins toujours si douteux d'une étrangère, d'une « maman d'occasion »; j'ai dit, dans de précédentes causeries, à quels dangers, à quels accidents étaient exposées alors les frêles créatures. Quelle compassion n'ai-je donc pas pour ces malheureux déshérités, sans mère, sans nourrice et condamnés au biberon!

Le biberon! Trouverai-je assez d'imprécations à lancer contre lui? quiconque s'est intéressé aux enfants, a étudié, suivi leur pénible apprentissage de la vie, sait tout le mal que cause cette fatale invention : au biberon, véritable Minotaure moderne, sont immolées chaque année des centaines d'innocentes victimes.

Aussi, voudrais-je faire tenir cette causerie en un seul conseil : « Mères, gardez votre enfant du biberon. »

Mais, je le crains, malgré mon anathème, l'ennemi vivra toujours, et ce serait mal défendre mes chers bébés que de me borner à des malédictions.

L'ennemi est là, debout, je veux chercher à le combattre, à le rendre moins terrible.

Les raisons qui rendent si dangereux l'emploi du biberon tiennent : à la façon dont on en fait usage, au liquide qu'il contient, au biberon lui-même.

Examinons chacun de ces points.

J'entends une voix qui s'élève discrètement pour invoquer des circonstances atténuantes en faveur du biberon. Ne refusons pas à l'accusé d'entendre sa défense aussi gracieusement présentée. Avocat... oh pardon ! Madame, vous avez la parole.

« Monsieur le docteur, j'ai une enfant charmante que j'adore, est-il besoin de le dire ? Elle est rose et potelée, et je l'ai élevée au biberon cependant. J'avais voulu la nourrir moi-même, mais j'avais trop présumé de mes forces, ma chère adorée restait pâle, chétive. Le médecin consulté me déclara que je n'avais pas assez de lait, il fallait prendre une nourrice. Donner mon enfant à une autre,

c'était cruel. Je ne parle pas des ennuis de toute
sorte que je redoutais de la part de cette femme ;
la vérité est que j'en aurais été jalouse. Quant à
envoyer ma pauvre mignonne loin de moi, chez
une nourrice de la campagne, je ne pouvais l'admettre : n'était-ce pas l'exposer à de plus grands
dangers ? J'avais entendu raconter de si tristes histoires sur ceux qu'on séparait ainsi de leur mère !
Je demandais à élever mon enfant au biberon ;
cela me fut accordé à regret, je dois l'avouer. Je
voudrais vous faire voir ma grosse fillette aujourd'hui : vous reconnaîtriez que j'ai bien raison
d'en être fière, de me féliciter de l'avoir gardée
près de moi, et que j'ai le droit de prendre un peu
la défense du biberon. »

Permettez-moi de vous répondre, Madame, que
votre éloquente plaidoirie me démontre surtout
que vous êtes une excellente mère. Je suis tout
prêt à déclarer aussi, que si le biberon ne devait
jamais être donné que dans ces circenstances et
de cette façon, je le redouterais moins. Mais il est
loin d'en être ainsi ; généralement le biberon sert
de prétexte à négliger la garde de l'enfant. Pour
lui, alors, plus d'exercice, il passera ses journées
dans son berceau ; pour lui, plus de repas réglés,
son biberon sera mis près de lui, il y puisera
quand bon lui semblera ; la nourrice s'occupera
de ses affaires, sortira sans plus songer à la
pauvre créature qui lui est confiée.

L'allaitement artificiel est mauvais par luimêmc, pour le rendre tolérable, il est besoin de le soumettre à des règles rigoureuses. Il faut donc qu'il soit bien établi que l'usage du biberon ne doit, en aucune façon, diminuer la surveillance incessante que nécessite l'élevage de l'enfant, qu'il doit au contraire la rendre plus scrupuleuse encore.

L'enfant ne restera pas dans son berceau, on le sortira. Le biberon ne lui sera pas donné à chaque instant : l'allaitement au biberon a besoin d'être réglé comme l'allaitement au sein. Les têtées seront distribuées suivant les indications que nous avons données en parlant de l'allaitement par la nourrice. C'est-à-dire que, si dans les premiers jours on pourra présenter le biberon chaque fois que l'enfant en manifestera le désir, on ne tardera pas bientôt à ne le donner que toutes les deux heures.

Régulièrement donné, le biberon sera moins dangereux. Mais reste à savoir ce qu'il contiendra.

Qu'est-ce que contient un biberon? La question peut paraître naïve : que peut-il contenir, sinon du lait! Je veux croire en effet que le biberon n'a été créé et mis au monde que pour recevoir ce précieux liquide, mais je déclare alors qu'il manque audacieusement aux hautes destinées qui lui étaient réservées. Rencontrer un biberon ne contenant que du lait, c'est là un de ces phénomènes qu'il est bien rare de pouvoir contempler. Que renferme-t-il donc? Qui pourrait analyser ces étranges mélanges de bouillon, de pain, d'eau, de sucre, de vin, d'orge, de jus, etc., etc., car dans un biberon on trouve généralement tout, excepté de bon lait?

Que peut-on attendre d'une alimentation ainsi constituée? Doit-on s'étonner que les pauvres êtres soumis à cet étrange régime aient de petites figures amaigries, de gros ventres, des membres grêles, aux articulations noueuses? J'ai dit, répété bien des fois, et je suis heureux de l'occasion qui m'est offerte de renouveler cette déclaration, qu'un seul aliment convient au nouveau-né, le lait; que c'est le seul qui puisse être absorbé par ses organes naissants et aider à son développement : ainsi donc le biberon ne devrait contenir que du lait.

De quel lait fera-t-on choix? Le lait de vache, par sa composition, par suite surtout de la grande facilité que l'on a à se le procurer, me semble devoir être préféré à tout autre.

Comment le donnera-t-on? Pour le nouveau-né, la Providence a préparé, dosé, pour ainsi dire, sa nourriture; la jeune mère donnant le sein à son enfant lui fournit justement l'aliment qui lui convient, ni trop riche ni trop pauvre. Trouvera-t-on les mêmes qualités dans un lait recueilli? Certes non : le liquide peut alors être trop riche, d'où le précepte, lorsqu'il s'agit d'un nouveau venu, de couper le lait par moitié, puis, quelques semaines après, par quart, d'eau légèrement sucrée. Il serait imprudent toutefois d'oublier que ces conseils sont donnés pour le lait pur, et deviennent le plus souvent inutiles lorsqu'il s'agit de lait vendu dans les villes, messieurs les laitiers se chargeant généralement eux-mêmes de faire ces mélanges.

Le lait sera toujours donné cru, c'est-à-dire sans avoir été bouilli, préparation qui le rend moins facile à digérer; il ne sera pas froid cependant, il faudra le faire tiédir au bain-marie avant de le présenter à l'enfant.

De quel biberon fera-t-on usage? Étant convenu qu'ils sont toujours mauvais, cherchons quel est celui qui offre le moins de danger. J'ai dit qu'un de mes principaux griefs contre le biberon était qu'il favorisait la paresse, la négligence de la nourrice; plus donc il aidera cette négligence, plus je le redouterai. Je vous demande d'avoir la plus grande méfiance contre tous ces systèmes perfec-tionnés dont le triste résultat n'est que de rendre plus grave le péril qui menace l'innocent bébé. Je repousse tous ces instruments aux savantes soupapes, aux longs tubes de caoutchouc qui font si facilement oublier le pauvre mignon, et ce n'est pas là le seul danger qu'ils offrent. Plusieurs renferment en eux de violents poisons : chez les uns le tube en caoutchouc mal préparé contient de grandes quantités d'oxyde de zinc et de carbonate de plomb; chez d'autres, les montures d'étain fournissent des sels non moins perfides.

Quelques biberons sont tellement compliqués qu'il devient presque impossible de les nettoyer : or, pouvoir se laver aisément et complètement est la première qualité que l'on doive exiger du biberon. On ne connaît que trop bien la facilité avec laquelle le lait se tourne, s'aigrit; s'il reste dans le biberon quelques gouttes de liquide ainsi troublé, elles suffiront à rendre nuisible le lait nouvellement versé. C'est cette raison qui me fera vous demander de repousser ces biberons qui portent orgueilleusement le nom de l'inventeur en lettres en relief à l'extérieur, mais creuses à l'intérieur, qui par suite retiennent du lait ancien et de vous méfier des fermetures en liège, dont les orifices offrent un trop facile refuge aux globules du lait. Quoi qu'il en soit, il faut qu'après chaque tétée le biberon soit démonté et lavé.

Quel système vous conseillerai-je? Le plus simple possible, un vase en verre, que sa forme permet de tenir rigoureusement propre, vase terminé par un embout, un mamelon en ivoire ramolli. Ce récipient sera percé à son centre d'un trou permettant l'entrée de l'air pour ne pas rendre trop violents les efforts de succion de l'enfant, et la nourrice pourra aussi, en fermant du doigt cet orifice, rendre l'écoulement du lait moins rapide, éviter ces fâcheux accès de toux qui viennent quelquefois surprendre le petit glouton.

Enfin, ce qui me fait conseiller ce modèle, c'est que chaque fois que le bébé sera mis à même d'y puiser, ce sera la nourrice qui sera obligée de présenter le biberon : l'enfant sera ainsi mieux surveillé, mieux défendu contre les si terribles dangers de l'allaitement artificiel.

DIXIÈME CAUSERIE

UNE CRUELLE SÉPARATION

Si j'ai vanté l'allaitement comme le seul moyen d'élever le nouveau-né, je dois aussi dire qu'il arrive un moment où ce mode d'alimentation est incompatible avec les besoins de l'enfant, avec les forces qu'il doit dépenser : il devient insuffisant. Il faut lui en substituer un autre dont des organes alors mieux développés pourront profiter, fournir une nourriture plus riche, en un mot, sevrer l'enfant.

Le sevrage est donc nécessaire ; mais n'offre-t-il aucun danger ? Malheureusement il en présente et de sérieux. C'est là une phase critique pour le pauvre bébé, un cap difficile à doubler, difficile souvent, il faut bien le dire, par suite de la mauvaise direction imprimée. Le sevrage ne doit être ni trop tardif, ni surtout trop hâtif.

Que doit-on entendre par sevrage ? A proprement parler, c'est la suppression de l'allaitement, ce qui ne veut pas dire la suppression du lait. Quoi qu'il en soit, c'est toujours chose grave que de priver un enfant de sa nourrice. Une nouvelle existence commence pour lui ; il entre dans la vie commune.

Le sevrage étant reconnu utile, on devra donc apporter les plus grands soins à son mode d'établissement ; il est certaines règles dont on ne devra à aucun prix se départir ; ne pas s'y astreindre, c'est exposer l'enfant aux dangers les plus graves.

Le premier précepte, le plus important, est celui-ci : l'enfant ne doit pas être sevré tout d'un coup.

Il n'est pas de raison qui puisse permettre d'y manquer. Un changement subit d'alimentation aurait un résultat certainement fatal. Il faut aux organes une sorte d'acclimatement à une nourriture plus forte. On ne procédera que par degrés pour ainsi dire, et l'enfant ne sera pas privé trop absolument de son ancienne nourriture, le lait.

Pour cela, il faut quelquefois, je le sais, entrer en lutte avec les parents. Certains, résolus à sevrer leur enfant, estiment qu'il n'y a pas sevrage si l'enfant, comme par le passé, fait usage du lait. Pour eux, ce n'est pas là l'alimentation fortifiante qu'ils désirent pour leur rejeton ; ils voudraient, du jour au lendemain, le voir prendre de la viande et du vin ! Est-il besoin de dire combien ces prétentions sont inconsidérées ? Bien de pauvres petits

êtres doivent cependant à ces imprudentes prati-
ques leur chétive apparence et leur aspect rachi-
tique.

Le genre d'alimentation ne devra donc pas être
changé brusquement, mais, au contraire, progres-
sivement. On sera plein de prévenances, d'égards
pour les fragiles organes de l'enfant, on craindra
de produire, par une subite transformation de
nourriture, des désordres intérieurs qui provoque-
raient bientôt des troubles plus ou moins sérieux
de la santé.

C'est en songeant aux dangers d'un sevrage
précipité qu'on peut être amené à conseiller de
donner à l'enfant autre chose que le lait de sa
nourrice à partir de l'âge de six à sept mois ; mais
alors la surveillance sera plus scrupuleuse encore,
on constatera avec soin l'état des garde-robes pour
pouvoir, au moindre symptôme fâcheux, arrêter
ces tentatives.

Ainsi, à six mois, si rien ne s'y opppose (car on
ne peut, dans une question aussi grave, établir
une règle fixe, absolue, il faut tenir compte, au
contraire, et de l'état de santé et de la force de
l'enfant, de la qualité et de la quantité du lait
fourni par la nourrice), à six mois, on peut
donner, comme supplément, bien entendu, une
fois d'abord, puis deux fois par jour, une panade
de biscotte ou une bouillie bien cuite.

A un an, l'enfant prendra chaque jour un œuf,
des bouillons de poulet, puis des potages gras ou

maigres au tapioca, au sagou ou au pain. Plus tard, on essayera d'ajouter de temps en temps à ce régime du poisson, des gelées de viande, du jus de bœuf ou de volaille. Mais le lait continuera à être la base de l'alimentation.

Vers quatorze à quinze mois, on autorisera les viandes hachées, râpées; mais on interdira encore les légumes vers et les fruits. On pourra, à l'heure des principaux repas, donner de l'eau très faiblement rougie, sucrée.

C'est vers l'âge de seize à dix-sept mois que le sevrage est vraiment établi, c'est-à-dire que l'enfant ne tète plus. Mais si l'on sépare l'enfant de sa nourrice, cela ne signifie pas qu'on doive le priver de lait, je le répète. Trois ou quatre fois par jour on lui donnera des tasses de bon lait de vache, concurremment avec les aliments déjà signalés.

Si quelques-uns supportent assez philosophiquement cette privation du sein de leur nourrice, il en est qui, moins ingrats, ou tout simplement plus gourmands, n'acceptent pas sans protester l'exil qu'on veut leur imposer. Généralement, il suffit d'éloigner la nourrice pendant quelques jours pour faire comprendre au bébé qu'il doit désormais manger à une autre table; mais si c'est la mère qui a nourri, il me semblerait cruel et maladroit de la séparer de son enfant au moment où le pauvre petit a plus que jamais besoin de ses soins si tendres, toujours si dévoués. Que faire alors pour montrer au bébé que son grand âge ne lui permet plus, comme autrefois, d'entrer dans cette salle à manger où le bon Dieu avait mis son couvert? Lui faire croire que la soupe a brûlé. On y réussira facilement en enduisant le mamelon d'extrait de gentiane délayé. Le petit mignon, amèrement déçu, ne demandera plus « ce sein qu'il ne saurait voir ».

A deux ans, on prescrit des substances de plus en plus nutritives. L'enfant fera quatre petits repas par jour : le matin, un premier déjeuner, composé de bouillie ou de soupe; vers onze heures, un second déjeuner, comprenant un potage, un œuf, un peu de viande en purée ou un plat sucré; à trois heures, un goûter de lait ou d'eau rougie avec un biscuit; enfin le soir, à six ou sept heures, un potage gras ou maigre. Il faut veiller à ce que ces petits repas soient servis à une heure strictement exacte; c'est là une condition nécessaire pour que les fonctions digestives s'accomplissent avec régularité. Les trop tendres mamans, et surtout les trop bonnes grand'mères, devront aussi s'engager à ne donner dans la journée aucun gâteau, aucune friandise; sans cela, l'appétit s'en irait bien vite, et arriveraient les maux d'estomac.

Un second précepte, d'une moins grande importance, utile toutefois à observer pour mener à bon terme le sevrage, c'est de tenir compte de l'époque de l'année où l'on se trouve lorsqu'on veut l'établir.

Aucune précaution n'est superflue en effet lorsqu'il s'agit d'enfant du premier âge. On sait avec quelle facilité se déclarent les inflammations du tube digestif, combien vite apparaissent ces fâcheuses diarrhées qui doivent toujours tenir les parents en éveil. N'est-ce pas ce tube digestif si susceptible, si impressionnable, que l'on va soumettre à une nouvelle et redoutable épreuve en substituant au lait des aliments plus compacts dont l'absorption demande un travail plus complet? Aussi devra-t-on écarter toute cause pouvant favoriser ces désordres intestinaux.

L'influence des saisons est chose dont il faut tenir compte en ces circonstances. Les deux saisons extrêmes, l'hiver et l'été, offrent de véritables inconvénients.

En hiver, le petit bébé sera plus d'une fois privé de sa promenade; la pluie souvent le retiendra à la maison, et le soleil, trop rare, ne viendra pas le réchauffer quand il sortira; il aura à souffrir plus ou moins du froid : mauvaises conditions pour tenter le sevrage.

En été, le danger serait plus réel encore. Contre le froid on pourrait prendre d'utiles précautions; sera-t-on aussi heureux contre la chaleur? C'est alors surtout qu'il faut redouter la diarrhée et ses suites. Le changement de nourriture viendrait ajouter un bien fâcheux contingent à ces mauvaises prédispositions; aussi ne doit-on pas sevrer un enfant en été, mieux vaudrait encore l'hiver.

L'époque la plus favorable, c'est le printemps ou l'automne. On évitera ainsi les inconvénients du froid et de la trop grande chaleur. Les sorties du bébé ne seront pas interrompues, elles pourront au contraire être plus fréquentes, plus prolongées, et c'est là un des points les plus importants pour bien élever les enfants. Ils ont besoin d'air, de soleil : à ce moment de transition, ce besoin est plus vif encore.

Est-il un âge précis où le sevrage doit être établi?

On voit des parents, rares, je me hâte de le dire, annoncer que leur enfant sera sevré au bout de tant de mois; l'enfant d'un de leurs amis ayant été sevré à un certain âge, il en sera de même du leur; c'est une affaire convenue. On a souvent peine à leur faire comprendre que le moment du sevrage ne peut être ainsi prévu, établi aussi longtemps à l'avance; que le fait qu'un enfant a été sevré au bout d'un certain nombre de mois ne peut avoir aucune influence sur l'époque où tel autre pourra être privé de sa nourrice. Qu'importe l'âge de l'enfant? Ce qu'il faut, c'est qu'il soit en état de prendre une nourriture autre que le lait, de supporter cette nourriture et d'en profiter.

Il est une période pénible à traverser pour l'enfant, c'est la période de la dentition. Ce n'est pas sans douleur, douleur souvent très vive, donnant lieu parfois à des accidents sur lesquels nous aurons occasion de revenir, que les premières dents font leur apparition. Pendant ce pénible travail, le bébé est énervé, fatigué, affaibli, la diarrhée se déclare souvent. On serait bien mal venu en ce moment de troubler par un changement de nourriture l'organisme déjà si éprouvé, et de fâcheux symptômes viendraient bientôt démontrer le mauvais effet du sevrage. On devra tenir grand compte par conséquent de l'évolution des dents dans le cas où l'on voudrait séparer un enfant de sa nourrice.

C'est sur la présence des dents seules que notre illustre maître Trousseau trouvait indication ou contre-indication au sevrage. « Retenez bien ceci, nous disait le savant professeur, inculquez-le dans l'esprit des familles où vous serez appelés à diriger la santé des enfants : la plus ou moins rapide évolution des dents, voilà votre véritable guide. Un enfant doit téter jusqu'à ce qu'il ait passé l'époque où les accidents graves de la dentition peuvent survenir. »

Nous pouvons donc établir un troisième précepte non moins important que les deux premiers pour la bonne terminaison du sevrage et dire : On ne doit pas sevrer un enfant qui n'a pas de dents, on ne doit pas le sevrer pendant le travail de la dentition.

ONZIÈME CAUSERIE

LA PREMIÈRE DOULEUR

Souvent par leur gourmandise mes petits amis imposent un effrayant travail à leurs gentilles quenottes. Bonbons et chocolats, pralines et dragées, sucres d'orge et sucres de pomme sont intrépidement croqués, mais non sans danger. Plus d'une perle du brillant écrin résiste mal à ces travaux extravagants, et le pauvre enfant craintif et repentant est forcé de faire une triste visite au joaillier qui porte l'horrible nom de dentiste.

Puisqu'elles peuvent être menacées, ne vous plairait-il pas, Madame, de parler un peu des dents de votre gentil bébé?

De ces dents, la forme est variée : les unes sont coupantes, les autres pointues, d'autres plates. C'est que chacune a un rôle spécial à remplir : les incisives coupent, les canines déchirent, les molaires broient, et leur action différente contribue par cela même à rendre l'aliment plus facile à digérer.

Mais leur utile travail n'est nécessaire que lorsque l'enfant doit prendre une nourriture solide. Aussi le doux bébé qui ne recourt qu'au sein de sa mère pour se nourrir n'est-il pas pourvu de ces utiles auxiliaires.

Ce n'est en général que vers six mois et demi que la première dent fait son apparition. C'est la première douleur du pauvre bébé, douleur bien aiguë accompagnée souvent d'un triste cortège d'affections dont je vous parlerai tout à l'heure. Cette souffrance a été si vive qu'il semble que le pauvre petit ne pourra supporter une nouvelle épreuve, et cependant il a vingt dents à percer !

Hâtez-vous de vous rassurer, Madame ; la Providence est une tendre mère, non une marâtre. Elle ne veut pas imposer à ses enfants des fatigues au-dessus de leurs forces. Ces vingt dents n'auront pas à sortir en même temps, ni même immédiatement l'une après l'autre ; elles n'apparaîtront que successivement, par groupes, et un salutaire moment de repos séparera l'arrivée de chaque série.

D'abord viendront, à la mâchoire inférieure, deux incisives dont l'éclatante blancheur d'ivoire viendra trancher gracieusement sur le rouge corail des gencives ; elles seront situées juste au milieu. Leur naissance ne se sera pas opérée sans douleur ; aussi le bébé aura-t-il bien gagné le repos de deux à trois mois qui lui sera alors accordé par dame Nature.

Puis ce sera le tour de la mâchoire supérieure, où perceront les incisives médianes et les incisives latérales. Ce second groupe demandera un mois environ pour évoluer et sera suivi d'un repos de deux mois.

Ensuite, nouvelle poussée constituant le troisième groupe et composée des deux incisives latérales inférieures et des quatre premières molaires, puis repos de quatre mois environ.

Repos d'autant mieux mérité que les dents qui doivent faire maintenant leur entrée sont les canines. L'introduction de ce quatrième groupe sera laborieuse, car il faudra que les nouvelles venues trouvent à s'insinuer au milieu de places déjà occupées, et occupées par des personnes peu complaisantes et assez mal disposées à se serrer pour leur faire place. Elles trouveront cependant moyen de se caser, et le bébé pourra être tranquille pendant quatre nouveaux mois.

Enfin, formant le cinquième groupe, arriveront les quatre dernières molaires, et l'écrin sera au complet. Mais, je l'ai dit, ce n'est pas sans de vives souffrances, souvent après avoir couru de véritables dangers, que l'enfant aura acquis cette jolie parure qui viendra ajouter un nouveau charme à son rire joyeux.

La sortie de chaque groupe de dents est, en général, précédée d'un certain degré de malaise, de fièvre pour le pauvre enfant. On le voit devenir maussade, grognon, presque méchant. Il porte à sa bouche tous les objets qu'il trouve sous sa main et les mordille avec ardeur. Si rien n'est à sa portée, c'est sur ses doigts eux-mêmes que tombe sa rage, et son petit pouce est sucé avec une énergie désespérée. En même temps, pour bien établir l'état de souffrance de sa petite bouche, une abondante salive vient s'écouler sur sa bavette.

Le plus souvent il faut se borner à plaindre le petit être qui commence à faire son apprentissage des douleurs humaines; pauvre chéri, tu es appelé à en supporter bien d'autres, si Dieu te prête vie! Il ne s'ensuit pas que le rôle du médecin doive se borner toujours à cette sincère mais peu active commisération, son intervention peut être quelquefois rendue nécessaire. Un coup de lancette donné à propos sur une gencive douloureusement tendue peut faire sortir la vilaine dent qui, par son retard, pouvait déterminer de sérieux accidents. Mais il ne faut user de ce moyen qu'avec prudence, autrement non seulement on ne ferait pas cesser la douleur, mais on la rendrait plus pénible encore en retardant par une intervention intempestive l'arrivée de la quenotte si impatiemment attendue.

Avant de recourir à ce grand moyen, on peut chercher à calmer l'irritation locale en donnant une cuillerée à café d'huile de ricin, et en faisant prendre à l'enfant de petits bains de pieds à la moutarde.

Quelquefois aussi, sous l'influence du travail dentaire, la muqueuse buccale irritée se couvre d'une éruption aphteuse. Veillez bien alors, tendres mères, car à la suite peut survenir un des accidents les plus terribles qui puissent frapper l'enfant, la gangrène de la bouche. Fort heureusement de telles complications sont rares et ne se rencontrent guère que chez les enfants mal nourris et mal soignés.

Presque tous les bébés ont, au moment de la percée des dents, un léger dérangement de corps. Cette diarrhée en général offre peu d'importance; il y aurait danger toutefois à la laisser se prolonger, et la présence du médecin peut être rendue nécessaire. Le premier précepte pour ce genre d'indisposition est de surveiller l'alimentation du bébé, de savoir le rationner au besoin et, surtout, de ne pas céder à ses désirs gourmands.

Rien n'est plus fréquent aussi que de voir alors apparaître sur la peau des éruptions diverses, gourmes et feux de dents. Une scrupuleuse propreté, l'usage des petits cataplasmes de fécule de pomme de terre, de poudre d'amidon ne tarde pas en général à faire rapidement disparaître ces petits inconvénients.

Il est bon toutefois de se rappeler que ces manifestations peuvent être dues à un allaitement mal conduit et qu'il est toujours utile en pareille circonstance d'exercer sur la nourrice une attentive surveillance.

Je voudrais m'arrêter dans cette triste énumération des douleurs que peut causer aux pauvres bébés le travail de la dentition, mais il me faut signaler encore un autre accident dont les manifestations impressionnent si douloureusement la tendre mère, je veux parler des convulsions.

Quel effrayant spectacle en effet ! Le pauvre bébé a perdu ses roses couleurs, une mortelle pâleur est étendue sur sa petite figure, ses yeux sont renversés et apparaissent tout blancs ; d'horribles grimaces se produisent, et ses petits membres se tordent. Le pauvre petit ne sent plus, sa peau est couverte de sueur. La voix même de sa mère, cette voix si connue, si aimée, ne peut vaincre sa torpeur.

Heureusement, le plus ordinairement ces accidents sont surtout terribles par leurs manifestations, l'accès dure peu de temps et ne laisse après lui aucune suite. Il serait prudent toutefois, en pareille circonstance, de faire appeler votre docteur en toute hâte ; souvent, je l'espère, il n'aura qu'à vous rassurer, ne sera-ce pas beaucoup déjà ? mais quelquefois il pourra aussi conjurer un terrible malheur.

Vous le voyez, Madame, bien des dangers, quelques-uns des plus graves, peuvent menacer le cher enfant pendant ce douloureux travail de la percée des dents ; c'est en ce moment surtout qu'il a besoin de cette tendre sollicitude de la mère, qu'aucune ne peut remplacer ; c'est alors que lui sont nécessaires ses soins si vigilants, si complètement dévoués.

DOUZIÈME CAUSERIE

LA TOILETTE DE BÉBÉ.

Dame Nature se montre cruelle pour le nouvel arrivé ; elle le jette dans le monde tout nu et dans quel état !

Ce n'est pas vous qui aurez à vous occuper de la première toilette ; vous voulez cependant savoir comment elle devra être faite.

Dès son arrivée il faudra se hâter de débarrasser le jeune voyageur de la poussière amassée pendant la route. Le plus souvent l'eau ne suffira pas, et l'on devra recourir au beurre, au cérat, à l'huile ; puis, on le plongera dans un bain à la température de 30 à 32 degrés centigrades et pendant une à deux minutes on le lavera à grande eau en promenant une éponge sur les différentes parties de son corps. Si le pauvre petit arrive faible, épuisé, respirant mal, on pourra aiguiser l'eau du bain avec un peu de vin, de vinaigre aromatique ou même d'alcool. Il importe que toute cette toilette soit très rapidement faite et d'éviter avec le plus grand soin toute cause de refroidissement.

Bien vite le bébé sera séché à l'aide de serviettes chaudes, auprès d'un feu vif et l'on procédera sans retard à son habillement. Je le sais, les petits vêtements seront là tout prêts ; mais quels seront-ils ? Bébé portera-t-il une robe ou aura-t-il un maillot ?

Pour discuter utilement cette grave question, voyons ce que l'on doit demander aux vêtements de l'enfant. D'abord de le protéger efficacement contre le froid auquel il est si sensible, puis, l'excrétion de l'urine et des matières fécales se faisant sans cesse, de pouvoir être changés dans la portion souillée sans qu'il soit nécessaire de déshabiller complètement le bébé pour cela ; enfin que la partie en contact avec la peau, si délicate, si sensible, soit faite avec des tissus souples et fins. Recherchons donc quel est le genre d'habillement qui remplit le mieux ces conditions sans nous préoccuper surtout d'une question de mode. Que du moins son jeune âge préserve le mignon des exigences tyranniques de cette reine fantasque et folle dont vous vous rendez trop souvent, Mesdames, esclaves et victimes.

Première question : Bébé portera-t-il un bonnet ou ira-t-il tête nue ? Sur ce point je ne crois pas qu'il puisse y avoir d'hésitation, il faut que la tête soit protégée contre le froid. Au moment de la naissance les os du crâne ne sont pas encore réunis, soudés entre eux, en certains points le cerveau est peu garanti et l'usage du bonnet me paraît absolument nécessaire, tout au moins jusqu'au moment où de jolis cheveux viendront couvrir un peu cette petite tête.

La coiffure que je vous propose est du reste des plus simples ; elle se compose de deux bonnets. Le premier s'applique sur la peau, il est dépourvu de cordon et ne porte aucun ornement, généralement pour la saison chaude il est fait en batiste ou en toile fine, pour l'hiver en futaine ou en flanelle. Le second est plus ou moins élégant, plus ou moins orné suivant le goût des parents; il est pourvu de deux cordons qui permettent de le nouer sous le menton. Je crois utile de rappeler que ces cordons doivent être attachés très lâchement. Mieux vaut mille fois que le mignon bébé ait son bonnet sur le côté, tant pis s'il a l'air un peu tapageur, mais qu'on n'expose pas le pauvre petit à avoir le cou écorché, coupé par des liens trop serrés.

Occupons-nous maintenant de la façon de couvrir la poitrine. Une chemise et une brassière, la première en toile douce, la seconde en tissu de coton ou de laine plus ou moins épais suivant la saison. Ces deux petits vêtements ne descendent qu'au niveau des reins, ils sont fendus par derrière et doivent être assez larges pour pouvoir être croisés en arrière. Ils seront fixés à l'aide de cordons très modérément serrés et on évitera avec soin de faire usage d'épingles toujours dangereuses lorsqu'elles sont employées pour fixer des linges aussi voisins de la peau. Chemise et brassière seront pourvues de manches longues. Il est un moyen simple de rendre facile l'introduction des bras du bébé à travers ces manches : commencer par mettre les manches de la chemise dans celles de la brassière, rapprocher des deux extrémités, de manière qu'au lieu d'un long couloir, on n'ait qu'un anneau à franchir. Grâce à cette petite et facile préparation, l'enfant sera rapidement habillé et ses petits membres ne seront pas exposés à de fâcheux tiraillements.

Le vêtement de la partie inférieure du tronc et des jambes est composé d'abord d'une serviette qui a la forme d'un carré allongé, elle porte le nom de couche. On peut la disposer de deux façons. Dans l'une, après l'avoir complètement déployée, on la place en arrière de l'enfant, de manière que le bord supérieur corresponde à la partie supérieure de la poitrine : on ramène successivement en avant les deux côtés et on les attache à la partie supérieure. Avec ce qui pend plus bas, on entoure chacun des membres avec la partie flottante qui lui correspond, puis on ramène l'excédent en arrière jusqu'au siège dans le but d'augmenter l'épaisseur du linge où l'urine et les matières doivent s'écouler.

Dans l'autre, la couche est repliée en triangle dont on applique le milieu de la base en arrière, à peu près à la même hauteur que dans le cas précédent. On en croise en avant les deux extrémités que l'on fixe. L'angle inférieur est attiré en bas et en arrière, passe entre les jambes, remonte sur le ventre et est fixé au milieu de la portion transversale. Des cordons ou des boutons obliquement placés, servent à la fixer de chaque côté. Cette couche bien posée ressemble assez à une petite culotte courte.

Puis viennent les langes destinés à recouvrir le tronc et les membres; on en met généralement deux, le premier plus mince et en molleton de coton, l'autre, plus épais et en laine. On commence par les étaler l'un sur l'autre. L'enfant est couché sur eux, leur bord supérieur correspondant à la partie la plus élevée du tronc. Avec le premier, on entoure le haut de la poitrine en croisant les bords et on attache avec une épingle double. On répète la même chose au niveau du ventre et un peu plus bas vers le milieu des cuisses. Puis on recommence la même opération avec le second lange et on assujettit de la même façon. Au lieu de laisser pendre et flotter les extrémités inférieures, on les redresse en avant un peu au-dessous des pieds, et on les étale de nouveau en les relevant jusque sur le ventre, les pointes portées en arrière, où deux nouvelles épingles sont destinées à les attacher. Il résulte de cette dernière disposition que les langes sont doubles dans une grande partie de leur étendue.

Bien entendu, les bras seront libres au-dessus du maillot, et les précautions les plus grandes auront été prises pour qu'une constriction trop forte ne soit pas exercée surtout au niveau de la poitrine et du ventre, ce qui peut donner lieu à des accidents graves, même mortels.

J'ai prononcé le nom de maillot, je sais combien peu il est considéré aujourd'hui. Mais soyez persuadé que l'habillement que je vous conseille ne saurait mériter les accusations portées justement contre l'ancien maillot, odieux instrument de torture qu'heureusement on ne rencontre plus que bien rarement, trop souvent encore. Je me souviens de la pénible impression que j'ai ressentie lorsque visitant en Italie, à Florence, un hôpital d'enfants, je vis de pauvres petits ficelés dans de longues bandelettes qui ne leur permettaient de faire aucune espèce de mouvement, et être transformés en véritables momies égyptiennes !

Mais vous avez entendu parler de robe, vous voudriez que votre enfant fût ainsi habillé. La robe viendra alors remplacer les langes, elle devra être longue, tomber bien au-dessous des pieds, et les jambes seront protégées par des bas et des chaussons. Certainement ce mode d'habillement offre de réels avantages au point de vue de la liberté laissée aux mouvements de l'enfant. Aussi voici ce que je vous conseille : pendant le premier mois, habillez votre bébé avec le maillot que je vous ai proposé, d'accord avec mon illustre maître le professeur Depaul, ensuite, si les rigueurs de la saison ne sont pas à redouter, mettez au mignon une belle longue robe.

TREIZIÈME CAUSERIE

Aimez-vous l'hiver, Madame? Quant à moi j'ai une profonde antipathie, que je ne chercherai pas à cacher, pour ce vieillard aux mains glacées; antipathie bien justifiée par tout le mal qu'il fait à mes petits amis les enfants. N'est-ce pas lui qui leur distribue si cruellement rhumes et maux de gorge? Je suis bien sûr que les mamans s'uniront à moi pour maudire le faux Bonhomme.

Bébé allait si bien; le voilà maintenant aux prises avec un gros rhume. Le docteur, appelé en toute hâte, a tapoté en avant, en arrière. « Pan, pan, maladie, es-tu là? » semblait-il dire. Puis il a placé son oreille contre la poitrine et a déclaré qu'il y avait une bronchite. Pauvre mère! avec quelle inquiétude suiviez-vous cet examen, comme vous cherchiez à lire sur la physionomie du docteur ce qu'il pensait de votre cher enfant! C'est que vous l'avez veillé cette nuit, votre petit malade, vous avez entendu cette toux qui secouait si brutalement tout son petit corps; lorsqu'il sommeillait, vous avez perçu à chacune de ses respirations un cricri étrange, qui résonnait bien tristement.

Rassurez-vous, cette fois il n'y a rien de dangereux : quelques cuillerées de potion, des révulsifs, un peu de tisane avec du sirop, et dans quelques jours tout sera terminé.

Vous avez agi sagement toutefois en faisant venir votre médecin, car le mal pouvait être plus sérieux. Au lieu d'une bronchite légère, Bébé pouvait avoir quelque affection plus grave, et c'est chez les enfants tout particulièrement qu'il importe de combattre le mal dès le début, surtout lorsque ce sont les voies respiratoires qui sont menacées.

Comme le médecin n'arrivait pas assez vite à votre gré, vous avez fait vomir le petit malade. Je ne vous reprocherai pas votre intervention qui a été utile en cette circonstance. Dans les efforts de vomissement, l'enfant a rejeté nombre de mucosités qui gênaient sa respiration. Laissez-moi vous dire, cependant, qu'il ne faut pas abuser du vomitif comme moyen de traitement, et que surtout on ne peut s'adresser à tous indifféremment.

C'est au sirop d'ipéca additionné de quelques centigrammes de poudre d'ipéca que vous avez eu recours : vous avez eu raison. Vous l'avez administré, suivant les règles prescrites, par cuillerées à café de dix en dix minutes, jusqu'à ce que les vomissements soient survenus, vomissements que vous avez favorisés ensuite en donnant quelques tasses d'eau tiède : la médication a été bien dirigée.

Mais, sachez-le bien, vous n'auriez pu en user de même avec l'émétique. L'émétique donné, même à dose très minime, peut présenter de réels dangers pour les jeunes enfants. N'ayez donc pas de paquets d'émétique en provision, tout prêts à être donnés en cas d'indisposition, comme trop souvent le font des mères toujours disposées à s'alarmer quand il s'agit de leur enfant. Tenez-vous-en à l'ipéca, ce sera plus sage, et l'effet produit sera suffisant en attendant l'arrivée du médecin, et, puisque je parle à un confrère, laissez-moi vous rappeler notre sage précepte de médecine : « D'abord ne pas nuire. »

Souvent, dans le but de produire une utile révulsion pour combattre l'inflammation dont la poitrine est le siège, on est amené à recourir à l'application d'un vésicatoire ou d'onctions spéciales. Réservez à votre médecin seul le droit de décider s'il y a lieu d'employer tel ou tel de ces moyens. Le vésicatoire, en effet, a besoin d'être surveillé d'une façon toute particulière chez les jeunes enfants, car la plaie résultant de son application a une grande facilité à s'ulcérer. Il peut en résulter de graves inconvénients, dont le moindre est de laisser une cicatrice indélébile sur la poitrine du pauvre bébé.

C'est pour vous épargner le chagrin de voir votre enfant tristement marqué que je vous demande aussi de vous tenir en garde contre tous les emplâtres et pommades, destinés à être placés sur la poitrine. Beaucoup laissent après eux des marques semblables aux stigmates de la variole; s'il s'agit d'un garçon, le mal est petit; mais si la victime est une gracieuse jeune fille, c'est chose dont il faut tenir compte.

Un moyen facile de produire une bonne révulsion, qui n'expose à aucun des inconvénients que j'ai signalés, c'est de faire des badigeonnages avec la teinture d'iode, en ayant soin de les suspendre lorsque la peau vient à se durcir et à se rider.

Je sais, Madame, combien grande a été votre inquiétude quand vous avez vu votre enfant tourmenté, fatigué par une toux opiniâtre; mais faut-il rappeler vos alarmes quand votre gentille fillette a été prise de maux de gorge? C'est que derrière le mal de gorge on voit toujours se dresser l'horrible spectre du croup. Heureusement, toutes les angines ne sont pas angines couenneuses. Quoi qu'il en soit, on ne saurait prendre trop de précautions en ces tristes circonstances. La présence du médecin est toujours utile, elle est rendue nécessaire lorsque apparaissent au fond de la gorge quelques plaques blanches. Qu'ai-je besoin alors de vous décrire les symptômes de telle ou telle angine ou laryngite? Je m'en tiens au conseil donné : faire appeler le médecin aux premiers symptômes d'inflammation du côté de la gorge.

C'est en effet un genre d'affection toujours redoutable chez l'enfant, rendu plus sérieux encore par les difficultés que l'on rencontre dans l'application du traitement. Il est souvent très difficile d'arriver à bien voir la gorge du petit malade par suite de la résistance qu'il oppose à l'examen, de plus le traitement est rendu moins efficace par l'impossibilité de se gargariser où est le plus ordinairement l'enfant. Ces inconvénients peuvent avoir de funestes conséquences, et je voudrais les éviter.

Aussi, je vous prierai, Madame, de demander à votre gentil garçon de vous montrer sa gorge chaque jour : le gamin y consentira volontiers sachant qu'aucun piège ne lui est tendu, et si la façon dont il ouvre la bouche ne permet pas de découvrir le fond de sa gorge, on se servira du manche d'une petite cuiller pour abaisser la langue; l'enfant consentira à cette manœuvre, ne craignant rien de sa maman. Je verrais dans ces petits exercices journaliers deux grands avantages : d'abord la maman sera prévenue ainsi du début de la moindre inflammation; ensuite le docteur n'aura pas à soutenir ces luttes si pénibles qui surviennent toujours lorsqu'il s'agit d'examiner la gorge du petit malade, car vous savez comment les choses se passent d'habitude.

Le médecin demande à l'enfant d'ouvrir la bouche; mais le gamin regarde avec méfiance ce monsieur tout de noir habillé qui ne lui inspire aucune confiance, répond par un non bien catégorique et serre énergiquement les dents : les hostilités sont commencées. La pauvre maman arrive alors en ambassadeur, offre bonbons et joujoux, mais elle échoue complètement, tout est refusé. Le médecin veut intervenir, l'enfant se roule dans son lit, repousse la main qui s'avance, crie, sanglote, manque de s'étouffer. On arrive à grand'peine à maintenir la tête et les bras, la cuiller est introduite enfin, et c'est presque au vol qu'il faut voir toute cette gorge malade.

Suivez donc mon conseil, tendres mères, vous épargnerez ainsi à votre enfant bien des angoisses et vous aiderez à prévenir des dangers souvent très graves. L'enfant, habitué à montrer sa gorge chaque jour, le fera machinalement à la demande du médecin, l'examen sera plus exact et le mal menaçant plus facilement conjuré.

C'est encore pour aider à la guérison des maux de gorge que je vous demanderai d'exercer vos enfants à se gargariser. J'ai un de mes petits amis, Toto, qui est passé maître dans cet exercice. « Regarde, monsieur, m'a-t-il dit l'autre jour, comme je fais bien glouglou. » J'ai reconnu que ces glouglous étaient en effet irréprochables. Si le malheur voulait que mon pauvre Toto eût quelque angine, je suis persuadé que son talent

de... gargariseur aiderait puissamment à sa guérison.

Pour suppléer au gargarisme rendu trop souvent impossible, on a recours au collutoire. Un
pinceau imbibé d'une préparation spéciale est
promené sur la pauvre gorge malade. C'est presque toujours à la maman, dont la tendresse est
capable de toutes les énergies comme de tous les
sacrifices, qu'incombe le soin de faire le pansement en l'absence du médecin. Je veux lui donner
alors un avis utile : s'assurer toujours avec grand
soin de la façon dont le pinceau est assujetti sur
son bâton. J'ai connu une fillette qui a failli être
étouffée à la suite d'un pansement de ce genre, le
pinceau s'étant détaché du manche.

N'y a-t-il pas un moyen de se mettre à l'abri
des embûches du vilain hiver? d'utiles précautions peuvent faire du moins qu'on y soit moins
exposé.

Avoir tout d'abord de bonnes chaussures, bien
se couvrir, mais ne pas se surcharger le cou de
cache-nez et fourrures qui rendent plus sensible
aux atteintes du froid. Se méfier surtout des
portes cochères qui offrent un abri si trompeur,
La pluie vient surprendre l'enfant, vite, on l'entraîne en courant sous une porte où il arrive en
nage. Mieux vaudrait mille fois l'exposer aux eaux
du déluge lui-même que de le mettre dans le
courant d'air qui ne manque pas de circuler sous
cette porte où il s'est réfugié.

6.

Enfin, l'enfant rentré, on ne changera pas immédiatement ses vêtements. Mais on s'assurera avec soin que ses petits pieds n'ont pas été mouillés, et on les réchauffera bien vite s'ils sont froids.

QUATORZIÈME CAUSERIE

FIÈVRES ÉRUPTIVES.

Je vous parlais dans ma dernière causerie des rhumes et des maux de gorge ; je suis tenté maintenant de vous dire quelques mots des *faux* rhumes et des *faux* maux de gorge, c'est-à-dire de ceux qui, sous leurs apparences bénignes, marquent le début de maladies plus sérieuses. Ce sont les inquiétudes supportées ces jours derniers par une pauvre maman qui m'y engagent.

Cette maman a une charmante fillette rose et blonde, presque aussi jolie que votre petite Jeanne, Madame. En rentrant de pension après une de ces journées humides et pluvieuses que nous prodigue si libéralement messire Hiver, elle se mit à éternuer, ses yeux pleurèrent. Un simple rhume de cerveau probablement ; mais, comme l'enfant, ayant de la fièvre, restait triste et songeuse, on fit appeler le médecin par un excès de prudence.

Sans doute prescrirait-il quelque bonne tisane pour couper court à ce méchant coryza et à ce larmoiement, et puis il y avait un peu de toux. Le docteur arriva, mais la pauvre mère fut tristement surprise quand il lui fut déclaré que ce prétendu rhume de cerveau indiquait le début d'une rougeole. Le lendemain, en effet, la figure de la mignonne enfant était toute couverte de vilaines taches rouges.

L'inquiétude de la maman fut grande. Avait-elle agi avec assez de prudence avec sa petite malade? N'y avait-il aucune complication à redouter? Bien heureusement, tout se passa régulièrement, et la fillette est aujourd'hui en pleine convalescence. Sans doute, cette heureuse terminaison devait calmer toute préoccupation et tout devait être oublié; le croire serait méconnaître le cœur de la mère, ce cœur si rempli d'ineffables tendresses. Comment, un danger menaçait son enfant depuis de longs jours, et elle avait assisté calme, presque insouciante, aux progrès du mal! La pauvre maman ne voulait pas se pardonner cette ignorance, si excusable cependant. Elle ne pouvait revenir sur le passé, mais du moins elle ne voulait pas retomber à l'avenir dans ces tristes illusions, et pour cela elle vint demander à son docteur de lui apprendre les signes qui pouvaient lui faire prévoir l'apparition de ces fièvres éruptives toujours si redoutées.

Le médecin se rendit avec empressement à son

désir et, écartant de sa description tout terme trop scientifique, chercha à lui montrer la marche de la rougeole, de la scarlatine et de la variole. Pensant qu'il pourra vous intéresser aussi, Madame, de connaître les symptômes de ces vilaines maladies, je vous demande la permission de reproduire ici la consultation de mon confrère.

« Parlons d'abord de la rougeole, puisque vous avez pu assister d'une façon si complète à son évolution. Vous vous souvenez des premiers symptômes de la maladie, de ce rhume de cerveau, de ces yeux rouges, de cette toux que vous attribuiez à la fâcheuse température au milieu de laquelle nous vivons en ce moment. L'enfant a été souffrante, mal en train pendant quelques jours, et ce n'est que le cinquième jour qu'est apparue l'éruption. C'est qu'en effet, de toutes les fièvres éruptives, la rougeole est la plus longue à se manifester. Ce n'est ordinairement qu'après quatre et cinq jours de malaise que se produisent les taches rouges qui la caractérisent. Ces taches apparaissent d'abord sur le visage, et plus tard sur le corps et sur les membres.

Sept jours après, la peau commence à peler, et vous avez remarqué que cette desquamation survient sous forme de petite poussière blanchâtre. Puis la convalescence s'est établie et, comme cela arrive le plus souvent, fort heureusement, tout s'est bien terminé.

Vous avez vu que le traitement que j'ai prescrit

à notre malade a été bien simple : garder le lit, bien couverte, sans l'être trop cependant, sans provoquer la transpiration ; un peu de tisane et une potion pour calmer la toux qui fatiguait la pauvre enfant, et rien autre. J'ai dû toutefois vous conseiller, pendant quelques jours l'emploi d'un collutoire composé de miel rosat et de borax pour combattre une inflammation que je voyais prête à se manifester sur les gencives et qui aurait dangereusement compliqué la maladie.

Car la rougeole, qui est peu grave par elle-même, est redoutable par ses complications tout d'abord du côté de l'appareil respiratoire qui viennent quelquefois favoriser le développement rapide d'affections endormies ; complications aussi du côté de la bouche donnant naissance à des aphtes qui, lorsqu'ils ne sont pas arrêtés à temps, peuvent produire la gangrène de la bouche, une des plus affreuses maladies qui puissent frapper le pauvre enfant.

Toute cette vilaine suite nous a été épargnée ; mais aussi combien je vous ai demandé d'agir avec prudence : une chambre toujours également chauffée, pas de courants d'air, et notre petite malade a dû rester longtemps enfermée.

Occupons-nous maintenant de la scarlatine, puisque vous voulez prévoir le mal ; mais j'espère que nous n'aurons jamais à lutter contre elle.

C'est un rhume qui a marqué le début de la rougeole, c'est un mal de gorge qui indiquera celui de la scarlatine. Le malade se plaindra de difficulté pour avaler, de douleurs dans le cou ; sa gorge, examinée, apparaîtra rouge et gonflée. Vous serez d'ailleurs assez promptement fixée sur la valeur de cette angine, car la scarlatine n'a pas la marche si lente de sa sœur la rougeole ; il ne lui faut ordinairement que vingt-quatre heures pour faire son apparition. Ce n'est pas sur le visage qu'elle se manifeste tout d'abord, mais sur les cuisses et sur le ventre. Du reste, au bout de quelques heures, elle frappe aussi la figure du pauvre enfant, qui semble porter la trace de quelques vigoureux soufflets. La teinte de l'éruption est plus vive, plus écarlate que celle de la rougeole. La fièvre est des plus violentes et le corps du pauvre malade est brûlant.

C'est après une lutte soutenue contre cette vilaine scarlatine que l'on est autorisé à dire que le malade « fait peau neuve ». La desquamation, en effet, au lieu de se produire, comme dans la rougeole, sous forme de poussière, s'effectue par lambeaux, souvent très étendus.

Mais ce qu'il importe de savoir, c'est que la scarlatine est perfide, hypocrite, qu'il faut tout craindre d'elle, et c'est la savante expérience de votre médecin seule qui pourra déjouer ses embûches, embûches si nombreuses que je n'ai que faire de vous les signaler. Je veux vous donner un dernier conseil, cependant : craignez la scarlatine, même lorsque la guérison paraît établie,

et surtout obligez votre malade à garder longtemps, très longtemps la chambre, pendant quarante jours au moins, ou redoutez les complications.

Quant au traitement, j'ai peu de chose à vous en
dire : l'éruption manifestée, garder le lit, douce
température, quelques boissons adoucissantes, et
surtout faire venir bien vite le médecin.

La prochaine fois je vous parlerai de la variole, et surtout du moyen de se préserver de
cette affreuse maladie que tout le monde redoute,
et dont le nom seul fait trembler les pauvres
mères. »

QUINZIÈME CAUSERIE

VARIOLE ET VACCINE.

Je m'y suis engagé; je vais donc vous parler de
cette horrible maladie, justement redoutée, dont
les atteintes sont si dangereuses et qui, même
vaincue, laisse après elle de terribles traces de
son passage, je vais vous parler de la variole enfin, puisqu'il faut l'appeler par son nom. Triste
sujet de causerie, mais je me console en songeant
que j'ai un rude adversaire à opposer à ce vilain
ennemi. Si j'ai à vous montrer la variole telle
qu'elle est, c'est-à-dire horrible et repoussante,
j'espère que ses laideurs étalées vous engageront
plus fortement encore à mettre vos enfants à
l'abri de ses attaques grâce à la bienheureuse
vaccine.

N'est-il pas vrai, Madame, que lorsque le mois
dernier votre petit garçon a eu sa rougeole, votre
grande inquiétude était que le pauvre enfant

n'eût la variole? Votre crainte était un peu justifiée, je le reconnais, par l'aspect boutonneux que présentait alors l'éruption ; mais les symptômes qui avaient précédé l'apparition des taches rouges, le moment de cette apparition ont permis à votre médecin de vous rassurer bien vite sur le genre de maladie contractée. Ce n'est pas en effet le rhume de cerveau, le larmoiement qui caractérisent l'invasion de la variole, mais des frissons, des sueurs abondantes, des vomissements, et tout particulièrement une douleur de reins généralement assez prononcée ; parfois aussi, chez les enfants, surviennent des convulsions.

L'éruption se manifeste plus tôt ; après deux à trois jours de malaise et de fièvre elle apparaît sur le visage. Elle se montre sous l'aspect de taches rouges légèrement acuminées, offrant au centre un point dur qui bientôt formera une petite vésicule remplie d'un liquide transparent.

S'il n'y a pas eu de rhume de cerveau, il ne s'ensuit pas malheureusement que les voies respiratoires soient épargnées par la terrible fièvre. Bien au contraire, l'éruption se produisant bientôt dans la bouche, la salive s'écoule avec abondance, il survient une toux pénible, la voix est éteinte. Ce n'est que le commencement des misères qu'aura à endurer le pauvre malade ; quelques jours plus tard, l'éruption étant plus considérable, sa figure se tuméfiera, tuméfaction surtout accusée aux paupières, assez violente pour ne plus permettre aux yeux de s'ouvrir.

La fièvre paraît diminuer un moment, bientôt elle reparaît plus violente, la maladie entre dans une nouvelle phase, alors commence la suppuration. Le liquide clair contenu dans les vésicules se trouble, s'épaissit, devient du pus. C'est une des périodes les plus graves de la maladie; c'est aussi alors qu'elle se présente sous son aspect le plus repoussant. Je ne connais pas d'affection de nos contrées donnant lieu à d'aussi tristes manifestations. Rien d'horrible comme cette face informe, tuméfiée, aux paupières gonflées, toute suintante de pus, œuvre de la variole !

Les boutons se sèchent enfin, et quinze jours environ après le début de l'éruption les croûtes commencent à tomber. La variole est terminée, mais elle laisse après elle de terribles traces de son passage, ces cicatrices que rien ne peut faire disparaître.

Quel vilain tableau ! Pour me faire pardonner cette pénible description, je me hâte bien vite de vous parler du moyen de préserver vos chers enfants de tous ces accidents; c'est là le but que je me propose et mon excuse.

La variole est si redoutable par les accidents qu'elle cause, si repoussante par les manifestations qu'elle provoque, que depuis longtemps on a recherché le moyen de se mettre à l'abri de ses attaques ou tout au moins de les rendre moins sensibles. Les épidémies de variole étaient fréquentes, il semblait que personne ne pût échapper au terrible fléau. « Ils ne mouraient pas tous. mais tous étaient frappés. » Ces paroles du bon La Fontaine à propos de la peste auraient pu s'appliquer aussi à la maladie qui nous occupe. Puisqu'on ne pouvait échapper au mal, on tenta de rendre ses atteintes aussi légères que possible en s'inoculant du virus variolique pris sur des malades dont l'affection se présentait sous une forme atténuée, espérant qu'ainsi les manifestations de la maladie seraient moindres.

Cette façon de se préserver des dangers de la variole donna quelques bons résultats, mais trop souvent, hélas ! bien qu'on eût inoculé une variole bénigne, c'était une variole grave qui éclatait et qui emportait le pauvre malade. Aussi, cette méthode avait-elle peu de partisans ; la variole semblait devoir rester maîtresse absolue, libre de frapper ses victimes désarmées quand Jenner fit connaître la précieuse vaccine.

Est-il besoin de vous rappeler comment il fut conduit à cette découverte qui devait rendre son nom immortel ? Jenner observa que des filles de ferme chargées de surveiller et de traire les vaches atteintes d'une maladie spéciale appelée *cow-pox* caractérisée par l'apparition sur le pis de la vache de petits boutons assez semblables à ceux de la variole, avaient pu traverser sans être malades les plus graves épidémies de variole. Il vit la cause de cette immunité dans la maladie même dont étaient atteintes les vaches et fit des inoculations avec le liquide contenu dans les vésicules; les personnes ainsi traitées furent toutes préservées de la variole.

Il semble qu'on dût chanter partout les louanges de l'inventeur d'un si merveilleux préservatif; il n'en fut rien, et l'illustre Jenner eut longtemps à lutter avant de faire admettre les bienfaits de la vaccine. On aurait tort sans doute de s'étonner de cet accueil peu enthousiaste, si l'on songe qu'aujourd'hui encore, quatre-vingt-trois ans après la proclamation des précieux résultats recueillis, on met quelquefois en doute l'utilité du vaccin. Dois-je parler de tous les étranges préjugés répandus? Les personnes vaccinées seraient plus que d'autres prédisposées à la phtisie, à la fièvre typhoïde et à la scrofule! La variole ne préserve d'aucune maladie, mais elle tue et défigure, aussi serait-on bien imprudent de ne pas user du moyen offert pour s'en préserver.

Quelques parents ne veulent pas faire vacciner leur enfant en dehors du printemps ou de l'été. Pourquoi? Quel inconvénient peut-il y avoir à pratiquer une vaccination en hiver ou en automne? Il me semble qu'il est aussi utile de se mettre à l'abri de la variole dans une saison que dans une autre.

Souvent il est répondu au médecin qui conseille la vaccination que l'enfant est encore bien jeune, qu'on le vaccinera plus tard. Mais êtes-vous sûre, Madame, que la variole ne viendra pas pendant ce temps? Toutefois j'admets, lorsqu'il n'y a aucune indication spéciale, lorsque l'enfant ne se trouve pas exposé aux dangers d'une contagion, qu'on attende qu'il ait trois mois pour le vacciner, mais pas plus tard.

Du reste qu'a donc de si terrible cette inoffensive opération pour être ainsi redoutée? Une lancette, une aiguille imbibée de vaccin, est glissée sous l'épiderme dans une longueur de quelques millimètres; on la retire bientôt en retournant un peu la lame de manière à l'essuyer : c'est tout; comme douleur, la sensation d'une légère piqûre.

Mais la maman a peur de la fièvre de la vaccine. Je crois qu'on exagère bien les faits. Voyons donc les suites de cette grave opération. Vers le quatrième jour commence à se former au niveau des piqûres un point dur et saillant qui grossit le cinquième jour et donne lieu à de la démangeaison. Le sixième jour le bouton s'élargit, s'aplatit, se creuse à son centre et prend une teinte d'un blanc bleuâtre. Au septième jour la pustule se forme, une auréole rouge l'entoure. Il y a vers cette époque un peu de fièvre, mais qui manque le plus souvent chez l'enfant. Au douzième ou treizième jour la pustule flétrie se dessèche, enfin la croûte tombe vers le vingtième ou vingt-cinquième jour, laissant après elle une cicatrice gaufrée et rayonnée.

Si j'ai décrit aussi longuement et jour par jour les symptômes de l'inoculation, c'est qu'il importe de ne pas se laisser abuser par une fausse vaccine et de ne pas s'endormir dans une trompeuse sécurité. Il peut en effet, le premier ou le deuxième jour de l'opération, se montrer une éruption, mais qui n'offre ni dépression centrale, ni bourrelet, ni éclat argenté ; le bouton est pointu, percé il laisse échapper un fluide qui en se desséchant ressemble à de la gomme. Enfin tout est terminé en sept jours, c'est-à-dire au moment même où la bonne vaccine est à son apogée. C'est là une fausse vaccine qui n'a aucune vertu préservatrice. Il faudra donc renouveler l'opération.

D'ailleurs la vaccination est une opération qu'il ne faut pas craindre de répéter, car au bout d'un certain temps, dix ans environ, le vaccin a perdu ses propriétés et il peut être utile, alors même qu'il y a eu une première opération réussie, de se faire vacciner à nouveau.

Il est une autre crainte, celle-là plus sérieuse, qui fait redouter la vaccine, celle d'introduire dans le sang quelques maladies que pourrait avoir le sujet servant à la vaccination. Certes il faut choisir avec soin la personne sur laquelle on doit prendre du vaccin, ne pas s'adresser au premier venu. Si c'est sur le bras d'un enfant que l'on veut puiser le précieux préservatif, que le bébé soit bien portant, né de parents vigoureux ; je tiens aussi à ce qu'il soit âgé de quatre à cinq mois au moins. S'il y avait en lui quelque fâcheuse disposition héréditaire, elle serait à cette époque accusée par des manifestations extérieures ; avant cet âge, le mal pourrait rester caché, d'où l'utilité de ne pas prendre du vaccin sur un enfant moins âgé. Mais pratiquée avec ces précautions, la vaccination ne peut présenter aucun inconvénient.

Un conseil enfin, dont peut dépendre la réussite de la petite opération, le meilleur moment pour prendre le vaccin est le cinquième ou septième jour après la vaccination.

Ainsi, Mesdames, faites vacciner et revacciner vos enfants, ne les exposez pas, par une idée préconçue, aux dangers de la variole et épargnez-vous le chagrin si douloureux de voir les pauvres mignons défigurés par cette terrible maladie.

SEIZIÈME CAUSERIE

Hélas ! oui, mon ami Toto s'est empoisonné !

Rassurez-vous, Madame, aujourd'hui il se porte bien.

Mais le gamin nous a cruellement tourmentés, et puisque vous paraissez vouloir bien témoigner quelque intérêt au petit garnement, je vais vous raconter ce drame qui a fait tant pleurer la pauvre maman.

Toto est bien gentil, mais il a deux gros défauts, il fouille partout et goûte à tout ce qu'il trouve.

Or, l'autre jour, il voit sur la table dans la chambre de sa mère une petite boîte rose. Il l'ouvre, elle contenait de jolies petites billes argentées. D'abord il les fit rouler, puis en prit une et la mit dans sa bouche ; la bille était si petite qu'elle fut avalée. Combien avaient eu le même

7.

sort quand arriva la maman ? En un instant l'enfant fut enlevé, sa bouche ouverte, ses menottes écartées. Mais plusieurs billes ou plutôt plusieurs pilules manquaient déjà, et ces pilules étaient des pilules d'opium.

Le médecin accourut ; on fit vomir le vilain gourmand, on lui donna une infusion de café, il fut vigoureusement frictionné. Les suites de cette imprudence pouvaient être des plus graves. Heureusement plusieurs pilules que l'on avait crues absorbées par le gamin furent retrouvées sur le plancher, et ce commencement d'empoisonnement n'eut aucune suite fâcheuse.

A quelque chose malheur est bon, dit-on. Laissez-moi donc tirer profit de cette petite aventure pour vous prier de ne jamais laisser à portée de vos enfants aucune substance dangereuse, et tout particulièrement de ces médicaments qui peuvent par leur forme attrayante solliciter les convoitises des pauvres enfants. Qu'ainsi les pilules soient soigneusement serrées dans des tiroirs élevés : que si le père ou la maman fait habituellement usage au début des repas de quelques poudres ou granules, la boîte, après la dose prise, soit vite replacée sur le haut du buffet : souvent les médicaments ainsi ordonnés contiennent de l'arsenic, de l'opium, de la strychnine, violents poisons qui, absorbés sans mesure par le pauvre bébé, produiraient de terribles désordres.

Je demande que la même surveillance soit exercée sur les médicaments même destinés aux enfants. Pour les faire plus facilement accepter, pour vaincre la répugnance du petit malade, ces médicaments sont souvent dissimulés dans une tablette de chocolat, dans un biscuit... le résultat est quelquefois trop bien atteint. Trompé par une hypocrite apparence, le bébé usera largement de ces fausses friandises s'il peut s'en emparer, et ce n'est pas sans danger qu'il absorberait une trop grande quantité du remède prescrit.

Il ne faut pas oublier en effet avec quelle facilité les enfants peuvent s'empoisonner. Je vous ai parlé de mon ami Toto qui a failli payer bien chèrement sa gourmandise ; sans l'arrivée de sa mère, le mal eût pu être irréparable ; car l'opium est des plus dangereux par ses effets sur les enfants, et dangereux sous toutes ses formes. Il nous a été donné de constater trop souvent le fait d'enfants empoisonnés par des préparations opiacées, par des lavements avec tête de pavot donnés pour calmer de petites coliques, quelquefois malheureusement aussi administrés par des nourrices coupables qui voulaient ainsi imposer au pauvre enfant un sommeil factice qui leur permît de vaquer à leurs occupations et à leurs plaisirs. N'usez donc jamais pour vos enfants d'opium, de laudanum, de pavot, sans l'ordonnance expresse de votre médecin.

C'est aussi cette crainte d'empoisonnement qui me fait tant redouter les petites pharmacies de famille. J'ai souvent peur qu'en voulant remédier à quelque indisposition on ne provoque de graves accidents. Les médicaments sont armes à deux tranchants. Bien maniés, ils sauvent; mal dirigés, ils tuent. Je me propose du reste de revenir sur cette question de pharmacie de famille, de montrer comment je la voudrais composée, d'indiquer le moyen de s'en servir utilement. Je comprends en effet la juste préoccupation de la mère qui voudrait ne pas être désarmée devant les souffrances de son enfant, pouvoir combattre le danger en attendant l'arrivée du médecin qui souvent demeure loin, qui peut être absent, mais il faut d'abord ne pas nuire : mieux vaut s'abstenir que mal faire.

Puisque nous parlons empoisonnement, voyons les premières mesures à prendre en présence de ces accidents.

D'abord tout faire pour que les dangers d'intoxication soient plus rares, pour cela ne laisser à portée des enfants aucune substance dangereuse; ne pas laisser surtout à leur disposition les allumettes qui offrent le double danger de les empoisonner par le phosphore qu'elles contiennent et de les brûler plus ou moins cruellement. On sait le penchant des enfants à tout mettre dans leur bouche, penchant encore plus développé à cette époque de la dentition pendant laquelle les pauvres mignons cherchent à calmer leurs souffrances en mordillant tout ce qu'ils peuvent at-

traper. On aura donc soin que les objets, joujoux..., etc., qui leur sont confiés ne soient pas
revêtus de ces couleurs vives si faciles à se déta-
cher et qui portent en elles le germe de funestes
intoxications. Ai-je besoin alors de faire ressortir
tout le danger qu'il y a à leur laisser sucer des
pièces de cuivre?

Malgré toutes les précautions prises, le pauvre
enfant a absorbé quelques-unes de ces substances
qui peuvent mettre ses jours en danger. Que faire
alors? Envoyer chercher le médecin au plus vite,
bien entendu; essayer, en attendant son arrivée,
d'expulser le poison en provoquant des vomissements. Ces vomissements peuvent être souvent
facilement déterminés en chatouillant le fond de
la gorge soit avec le doigt, soit avec une barbe de
plume; dans certains cas, il peut y avoir inconvénient à se servir d'un vomitif trop étendu qui
diluerait le poison. Puis, à l'aide de frictions sti-
mulantes, on s'efforcera de ranimer la circulation;
le médecin restera juge ensuite d'instituer le traitement qui conviendra, de prescrire le contre-
poison utile.

J'ai dit que souvent c'était par suite d'une imprudence, d'une négligence des parents que sur-
venaient ces empoisonnements des enfants, il m'est
pénible d'ajouter que quelquefois des parents
empoisonnent presque gaiement, sans s'en douter,
les pauvres bébés. Je m'explique.

Le repas est terminé; le mignon, qui a été bien

sage, assiste au dessert, la partie du dîner qu'il estime le plus. Que le gentil convive croque bonbons et gâteaux, rien de mieux, mais je demande qu'il ne lui soit donné ni café ni alcool. Je le sais, la grand'maman cherche à s'excuser en disant qu'elle ne donne qu'un tout petit morceau de sucre imbibé de quelques gouttes de liqueur; mais je n'admets pas cette excuse et repousse absolument l'usage du « canard », qui peut déterminer chez mes petits amis de fâcheuses excitations nerveuses. Quelquefois même on va plus loin. C'est un verre plein qui est présenté au pauvre mignon; on s'amuse de ses grimaces, et s'il boit impassible on estime que ce sera « un rude gaillard. » Je n'ai pas besoin de faire ressortir tout ce qu'il y a de ridicule, de fâcheux dans ces façons d'agir et quelles tristes conséquences elles peuvent avoir pour le pauvre enfant. Qu'on ne s'y trompe pas, l'alcool, le café, chez les petits enfants, déterminent une véritable intoxication.

Hélas! trop tôt les pauvres petits en connaîtront l'usage. Pourquoi ne pas leur offrir aussi une pipe à fumer?

Cette idée vient me rappeler une triste histoire d'un pauvre enfant empoisonné par le tabac; je crois intéressant de la rapporter ici.

Un enfant de trois ans jouait avec d'autres enfants à faire des bulles de savon. Son père lui avait donné, pour se livrer à cet amusement, une pipe de terre neuve, mais bientôt elle fut cassée. Le père prit alors, sur un râtelier, une vieille pipe en bois dont il ne s'était pas servi depuis un an, la lava et la lui remit. Une heure après, l'enfant était malade et vomissait abondamment, puis il devint très somnolent et très pâle. Le lendemain il était plus souffrant; on lui fit prendre de l'huile de ricin et on le maintint au lit. Après une très mauvaise nuit, il était beaucoup plus mal. Le père consulta alors un médecin, qui constata qu'il y avait empoisonnement, empoisonnement par le tabac résultant de l'absorption de la nicotine imprégnant la vieille pipe de bois. Malgré les soins les plus empressés, le pauvre petit ne put être sauvé, et il succomba dans la soirée du troisième jour.

N'est-ce pas là une effrayante histoire?

DIX-SEPTIÈME CAUSERIE

CONTUSIONS ET BRULURES.

Je serais certainement mal venu de m'élever contre la tendre et inquiète sollicitude des parents, mais peut-être me serait-il permis de dire que dans certains cas, elle semble s'exagérer à plaisir.

Qu'un bébé mignon, encore malhabile à se servir de ses grosses jambes, vienne à faire un faux pas dans ses premiers essais de marche, aussitôt la pauvre mère se précipite tout éplorée et c'est la voix presque couverte de larmes qu'elle cherche à consoler son trésor. Que peut faire l'enfant devant une physionomie si inquiète? Il éclate en sanglots et quand finiront ses cris? Combien mieux aurait valu le relever tranquillement sans paraître attacher aucune importance à ce médiocre accident. Devant ce calme sa petite intelligence lui ferait bien vite comprendre qu'il n'a couru aucun danger et bientôt joyeusement il reprendrait ses jeux interrompus.

Et que dire de la chère maman qui va jusqu'à frapper l'inoffensif fauteuil, cause de la chute de Bébé !

Croyez-moi, trop sensibles mamans, ne vous inquiétez pas outre mesure de ces chutes sans importance et surtout ne laissez paraître aucune préoccupation. Ne cherchez pas trop à consoler le malheureux tombé, persuadez-lui au contraire qu'il n'a aucun mal et engagez-le vivement à être moins maladroit une autre fois. Apprenez enfin à vos enfants à être courageux, et gardez-vous bien d'en faire des poltrons.

Il est rassurant du reste de constater combien rarement ces chutes donnent lieu à des accidents de quelque gravité; tout au plus l'apparition d'une bosse vient-elle établir l'accident : de l'eau fraîche et un peu de compression est le seul traitement à suivre; s'il y a quelque déchirure de la peau, de petites bandelettes de taffetas d'Angleterre suffiront à tenir rapprochées les parties divisées.

C'est cette inquiétude maternelle qui a fait le succès des bourrelets, bien heureusement tombés en désuétude aujourd'hui. Leur usage rend les enfants maladroits, et qu'un jour par suite d'une distraction on n'ait pas songé à couvrir leur tête de ce casque protecteur, ils seront d'autant plus exposés qu'ils étaient habitués à compter sur un appui qui leur manque tout à coup.

Chez les enfants, la tête est l'endroit le plus souvent atteint, mais les membres peuvent aussi cependant être le siège de lésions plus ou moins graves produites soit par une chute, soit par une manœuvre maladroite.

Ainsi, je ne saurais trop blâmer cette singulière habitude qu'ont certains parents de soulever leurs enfants en les tenant par les mains et de leur faire ainsi traverser les ruisseaux et les rues. C'est s'exposer bien inutilement à produire quelques lésions sérieuses, fractures ou luxations.

En présence de pareils accidents, l'aide du médecin est nécessaire. On devra, en attendant son arrivée, empêcher avec soin qu'aucun mouvement ne se produise dans le membre blessé, mouvement qui pourrait venir compliquer d'une façon fâcheuse une situation déjà grave. Si l'on veut enlever les vêtements du pauvre blessé, il faudra couper ou la manche, ou le pantalon recouvrant la partie lésée pour éviter tout tiraillement intempestif.

Le ciel vous préserve, mesdames, de semblables malheurs.

Il est si cruel de voir souffrir ces chers petits êtres ! on voudrait dire à la douleur de les épargner, combien joyeusement on s'offrirait comme victime à leur place. Et cependant quand la maman est souffrante toute la maison est bien triste.

Oh ! comme les chers enfants viennent embrasser leur pauvre petite maman malade, quelle tendresse dans leurs gros baisers. Comme ils sont malheureux de voir souffrir leur chère mère qu'ils aiment tant ! Que pourrait-on faire pour qu'elle ne s'ennuie pas? C'est qu'ils sont de bons gardes-malades, les petits anges. Le petit Flep veut absolument lui donner son beau polichinelle. Quant à Jeannette, une grande demoiselle de huit ans, elle se préoccupe avec soin de la façon dont repose sa maman : est-ce qu'elle n'a pas froid, sa tête est-elle bien ainsi, si on relevait l'oreiller? La tasse de tisane est vide et la maman tousse, vite Jeannette se précipite près du foyer pour prendre la bouillotte contenant la tisane, elle s'en saisit et pousse un cri. Qu'est-il arrivé? Rien, répond la courageuse mignonne, mais de grosses larmes qui coulent le long de ses joues viennent la trahir : la pauvre enfant s'est cruellement brûlée en prenant la bouillotte! Comment soulager la chère fillette? Le remède heureusement est simple : un morceau de ouate imbibée d'huile enroulée autour de sa main vient bien vite calmer ses souffrances, un baiser de sa mère la guérit tout à fait.

Ce qu'il faut en effet, tout d'abord, dans les cas de brûlure, c'est préserver la partie atteinte du contact de l'air qui provoque de cruelles douleurs: c'est ce résultat qui avait été obtenu par le petit pansement placé sur la brûlure de Jeannette.

Lorsqu'à la suite d'accident de ce genre il survient des cloches, on peut les percer pour laisser écouler le liquide qu'elles contiennent, mais il faut se garder avec le plus grand soin d'enlever l'épiderme soulevé.

Il va sans dire que les brûlures sont d'autant plus à surveiller si elles siègent sur le visage, car elles peuvent donner lieu à de tristes cicatrices dont les stigmates sont indélébiles.

Si la peau a été dépouillée dans une certaine étendue, il faudra suivre avec grand soin la marche de la cicatrisation. On serait exposé alors en effet à des rétractions de la peau qui, mal traitées, pourraient dégénérer en véritables infirmités. C'est ainsi qu'il m'a été donné de voir un pauvre enfant qui, à la suite d'une brûlure au cou mal soignée, tenait la tête tout inclinée d'un côté sans pouvoir la redresser, par suite de la cicatrice vicieuse qu'on avait laissé s'établir.

L'extrême finesse de la peau chez les enfants expose tout particulièrement ces petits êtres aux accidents de la brûlure, aussi devra-t on toujours agir avec précaution lorsqu'on les mettra en contact avec quelques corps chauffés, liquides, linges, briques, etc. Je sais que la tendre maman s'assure toujours du degré de température, mais elle n'est pas toujours là; la bonne ou la nourrice sera-t-elle aussi prudente, veillera-t-elle à ce que le cruchon mis dans le berceau soit bien entouré de linge pour que son contact ne soit pas trop sensible aux petits petons de bébé?

Enfin, si la crainte de quelque congestion forçait à recourir à l'application de sinapismes, que l'action en soit bien surveillée; j'ai eu malheureusement plus d'une fois à constater des brûlures graves déterminées par des sinapismes trop longtemps maintenus.

DEUXIÈME PARTIE

AVANT-PROPOS

Je ne me suis jusqu'à présent occupé presque
exclusivement dans ces causeries que du tout petit
enfant, du bébé. N'était-ce pas lui, en effet, qui
avait le plus urgent besoin d'aide et d'assistance ?
Ne devais-je pas tout d'abord protéger le nouvel
arrivé dans l'humaine existence contre les dangers
qui le menaçaient... dès le débarcadère ? Tout
pour le cher étranger était péril. Comment devait-
il se nourrir ? Où trouverait-il une alimentation
conforme à ses besoins ? Comment le protéger
contre cette température si cruellement différente
de celle à laquelle il était accoutumé ? Comment
pourrait-il être défendu contre les maladies qui
viendraient l'attaquer ? Ne fallait-il pas avant tout
calmer les inquiétudes si vives que faisaient naître
en vous, Mesdames, ces graves pensées ? C'est ce
que je me suis efforcé de faire dans cette première
série de causeries.

Si j'ai pu atteindre ce beau résultat, épargner à la mère de cruelles heures d'angoisses et protéger le petit être contre les périls de la vie, mon but aura été atteint, mes espérances réalisées, et j'en serai bien heureux.

Vais-je maintenant remettre l'épée au fourreau, quitter la tenue de combat? La vue de ces bébés joufflus et vigoureux, que j'avais connus si chétifs et si frêles, m'autorise-t-elle à déposer les armes? Certes non; car d'autres périls, d'autres dangers, dangers d'un nouveau genre, menacent maintenant les chers petits.

Pauvre bébé, tu avais été jeté dans le monde sans force et sans défense, pour toi tout était redoutable ! Te voilà aujourd'hui droit et ferme sur tes petites jambes. C'est une première victoire remportée; mais la lutte n'est pas finie; car sache que dans cette triste vie avec laquelle tu fais connaissance tout est lutte. Tu étais bébé, te voilà enfant. Je veux maintenant, mon gentil brunet, que tu deviennes homme, fort et vaillant; et toi, jolie blondinette, je veux que tu deviennes femme et mère. Vous le voyez, mes chers petits, vous avez encore besoin de votre vieil ami; aussi de nouveau j'endosse l'armure, et me voilà, lance au poing, tout prêt à vous défendre.

J'entreprends, plein d'espoir, ce deuxième combat; car, j'en suis sûr, j'aurai avec moi de précieuses alliées, vos mères, dont l'intelligente tendresse vous est plus que jamais utile, chers enfants.

Vous le savez, n'est-ce pas, Mesdames? c'est maintenant surtout que votre présence, que votre vigilance sont nécessaires. Sachez-le bien, aucune intervention étrangère ne peut la remplacer; il faut l'œil de la mère, lui seul sait veiller véritablement, deviner le mal qui, caché aux autres regards, menace les pauvres mignons.

Je vous ai dit le chagrin que j'avais eu en voyant le bébé confié aux soins toujours si douteux d'une nourrice, d'une maman d'occasion; mais peut-être quelque triste raison de santé avait-elle obligé la mère à charger une autre, envers qui la nature s'était montrée moins cruelle, de nourrir son enfant. En ces tristes circonstances, nous ne devions que plaindre la pauvre déshéritée qui ne pouvait remplir complètement son beau rôle de mère. Mais aujourd'hui Bébé est grand, il ne s'agit pas d'allaitement; mais de garde, de surveillance, et aucune mère ne peut priver son enfant de la protection affectueuse, dévouée, à laquelle il a droit et qu'aucune autre ne peut remplacer.

Mais qu'ai-je besoin de parler ainsi? Ce n'est certes pas à vous, Mesdames, que j'ai à apprendre les devoirs de la mère, je connais trop bien votre amour pour vos chers enfants.

N'est-ce pas à cet amour que je suis redevable du bienveillant accueil fait aux causeries du Docteur : car ne suffit-il pas, pour être bien reçu par vous, de dire qu'il sera question des petits adorés, que c'est d'eux qu'on s'occupera?

Voulez-vous bien me permettre, comme autrefois, de vous soumettre le plan de ces causeries. Il me semble que je serai mieux ainsi votre collaborateur dans cette œuvre sainte de protection des enfants.

L'enfant grandissant, son esprit s'éveille, travaille, s'inquiète, cherche à tout voir, à tout comprendre; aussi y a-t-il dans l'éducation un côté moral qui est des plus importants à surveiller. C'est comme médecin que j'envisagerai cette grave question, qui fera le sujet de notre première causerie.

Ce besoin de travail de l'esprit sera mis à profit, et l'enfant commencera à apprendre à lire, à écrire. Quels seront ses maîtres et où prendra-t-il ses leçons? chez ses parents ou au collège? Ne sera-t-il pas intéressant de rechercher les avantages et les inconvénients des différentes méthodes d'enseignement? C'est ce que nous ferons dans notre seconde causerie. Je vous raconterai les infortunes du pauvre collégien dans la causerie suivante.

Je sais combien on sera heureux de récompenser le petit travailleur mais n'est-ce pas, on surveillera les cadeaux à faire car il en est de mauvais (4e Causerie). Il faudra se garder de fatiguer, de lasser ce petit cerveau encore endormi. Je veux bien que l'enfant travaille, mais je tiens aussi à ce qu'il s'amuse et s'amuse bien. Aussi consacrerai-je ma 5e Causerie à la question des jeux, question plus sérieuse qu'elle ne le paraît tout d'a-

bord. N'y a-t-il pas des jeux dangereux et au physique et au moral, comme il y en a de sains et
d'utiles?

L'enfant aura besoin de réparer ses forces, d'en
acquérir de nouvelles, pour cela il importe que
son alimentation soit sagement conduite (6ᵉ Causerie). J'aurai à le défendre contre les repas trop
prolongés, servis à des heures irrégulières et
contre ces goûters pris si malencontreusement,
que lorsque arrive le moment de se mettre à table
pour dîner, l'appétit est absent; à veiller à ce
qu'il ne soit pas offert de ces plats aux préparations savantes, je le concède, mais peu faits pour
son estomac.

Après manger, dormir (7ᵉ Causerie). Nous verrons comment doivent être disposés la chambre à
coucher et le lit pour répondre aux conditions
d'une bonne hygiène.

Puis nous aborderons une bien grosse question,
celle de l'habillement (8ᵉ Causerie). Je vous ferai
voir tout le mal que l'on peut causer aux chers
petits par suite d'un vêtement mal compris, et
nous parlerons tour à tour de la coiffure, du
fameux corset et des bottines.

Nous établirons aussi que la propreté est la première condition de santé (9ᵉ Causerie). Aussi pres-
crirons-nous des lotions, des lavages fréquents et
complets. Nous en montrerons les avantages et
ferons ressortir les dangers inhérents au manque
de propreté.

8.

L'enfant grandissant perd chaque jour ses attributs de bébé tant au moral qu'au physique. Les jolies quenottes si blanches, les dents de lait si bien nommées tombent pour faire place à d'autres qui, elles, resteront toujours ou plutôt, hélas! qui, une fois tombées, ne se renouvelleront plus. Nous aurons donc à nous occuper attentivement de cette seconde dentition si importante au point de vue de la santé et au point de vue de la beauté d'une gentille fillette (10e Causerie).

Il arrive un âge où l'enfant semble éprouver une sorte de transformation : la voix est changée, les allures ne sont plus les mêmes. Le gentil gamin n'a plus son audacieuse naïveté, il devient craintif et timide; la fillette, autrefois si turbulente et si gaie, est songeuse et triste, une sorte d'indéfinissable langueur s'empare de tout son être. C'est qu'à ce moment la nature parfait son œuvre et prépare sa créature aux grandes fonctions auxquelles elle la destine. Oh! combien alors, tendres mères, votre vigilante tendresse aura à se prodiguer! J'aurai à vous signaler bien des dangers, mais, grâce à vous, nous n'aurons, je veux l'espérer, aucun accident à déplorer (11e Causerie).

PREMIÈRE CAUSERIE

Suivant le programme que nous avons adopté,
e dois vous parler, Mesdames, de l'éducation mo-
ale de nos chers enfants. C'est là une bien grosse
t bien grave question, capable à elle seule de
emplir un important volume aux nombreux feuil-
ts. Mais je veux me renfermer strictement dans
ion rôle de médecin, me borner à vous montrer
omment l'état physique est lié à l'état moral,
omment ces deux états réagissant l'un sur l'au-
e, peuvent se servir ou se nuire mutuellement,
n un mot, comment la santé peut dépendre sou-
ent d'une bonne éducation morale.

Pour cela vais-je invoquer l'autorité d'illustres
hilosophes, citer sages et nombreuses maximes?
ermettez-moi plutôt de vous raconter tout sim-
lement deux visites que j'ai faites à certains de
ies petits amis.

Vous vous souvenez certainement de mon ami Toto? C'est encore de lui dont il s'agit. Je vous ai dit quel charmant enfant il était, mais je n'ai pu non plus vous cacher qu'il avait quelques petits défauts, un peu gourmand, un peu curieux. Il me faut avouer aujourd'hui qu'il est désobéissant! ou plutôt qu'il l'était, car il m'a bien promis d'être désormais un modèle de soumission : je veux croire que la rude leçon qu'il a reçue l'aidera à tenir sa promesse.

L'autre jour, par une de ces belles journées qui ont salué la semaine de Pâques, il était allé avec sa chère maman faire une jolie promenade au bois de Boulogne. Ils côtoyaient un de ces petits ruisseaux qui serpentent si gaîment sous la feuillée. Bien souvent déjà la maman avait défendu à Toto de s'approcher du bord, mais Toto en véritable enfant gâté tenait peu compte de ces recommandations. Tout à coup il aperçut une jolie fleur nageant sur l'eau, il s'élança pour la saisir, un cri, une défense pleine d'angoisses ne l'arrêta pas, il se pencha et tomba la tête la première au milieu du ruisseau! Heureusement l'eau était peu profonde et le vilain désobéissant en fut quitte pour un bain froid. Bien vite il fut retiré, ramené chez lui, déshabillé, séché et la pauvre mère tremblant que ce bain forcé n'eût quelques suites fâcheuses fit venir le docteur.

Je crois que le mauvais gamin sortira sain et sauf de cette aventure mais, vraiment, n'avait-il pas tout fait pour attraper quelque grave fluxion de poitrine? Et si l'eau eût été plus profonde, un malheur n'était-il pas à redouter? Tout cela ne serait pas arrivé si Toto avait été habitué à obéir à sa maman.

Voulez-vous un autre exemple. J'étais appelé le même jour (il faut tout dire, c'était un vendredi) auprès de la petite Jeannette. La blondinette avait gaîment fêté Pâques, usé largement des œufs en sucre et en chocolat, mais son estomac appréciant mal sans doute l'honneur qui lui était fait s'était révolté à la fin contre cet assaut de sucreries et la pauvre mignonne devint souffrante. Le mal n'était pas grave, un peu d'huile de ricin, de poudre de rhubarbe eut tout remis en ordre. Mais Jeannette est aussi une enfant gâtée, elle ne voulut prendre ni huile ni poudre et cependant comme la maman avait artistement dissimulé toute mauvaise saveur! Tout fut obstinément refusé. On promit une jolie poupée avec un beau trousseau si elle consentait à prendre seulement une cuillerée de la potion : prières et promesses échouèrent. Menaces et violence furent aussi inutiles : l'entêtée ferma la bouche, serra les dents, renversa la cuiller pleine et recracha les quelques gouttes de liquide qui avaient pu être versées à grand'peine. Mais qu'arrive-t-il hélas; c'est que l'indisposition si bénigne, mal soignée, est aujourd'hui une véritable maladie sur les suites de laquelle je ne puis rien prévoir si la gamine continue à refuser de prendre tout médicament. Aurions-nous à redouter ces fâcheuses complications si Jeannette était habituée à obéir toujours à sa maman?

Je vous en prie, Mesdames, faites-vous obéir de vos enfants. Qu'ils apprennent dès leur plus jeune âge à reconnaître votre autorité, à s'y soumettre absolument, sans retard, sans observation. Je vous ai raconté les tristes conséquences qu'avait eues pour deux de mes petits amis leur manque d'obéissance : l'un aurait pu se tuer, l'autre peut mourir. Pareils faits ne se présentent-ils pas chaque jour? Si l'enfant n'est pas accoutumé à obéir, tout n'est-il pas à redouter de ces imprudences inconscientes? Celui-ci à qui on a défendu de toucher à une bouillotte pleine d'eau bouillante, la renverse sur lui et se cause d'horribles brûlures; celui-là qui ne devait pas sortir de la chambre, tombe du haut de l'escalier dont il veut escalader la rampe. Combien d'autres malheurs seraient encore à énumérer, tous dus à ce que les pauvres petits n'ont pas été convaincus qu'ils ne doivent pas faire ce qui leur a été défendu. Et n'est-ce que pour préserver l'enfant de dangers de ce genre que son obéissance est nécessaire? N'en est-il pas d'autres plus graves qui peuvent le menacer dans la suite et contre lesquels votre autorité ne pourra le protéger que si depuis longtemps déjà elle est reconnue?

Que votre volonté soit ferme, ne se démente

jamais, qu'un moment d'indulgence ne fasse pas autoriser ce qui la veille n'était pas permis. Sachez-le bien, vos instants de faiblesse seraient notés, on chercherait à les exploiter, et surtout on perdrait tout respect pour une autorité si changeante.

N'est-elle pas d'ailleurs bien facile à établir cette autorité? Ne sont-ils pas bons, tendres, affectueux les chers petits? La crainte de causer un chagrin à leur mère chérie suffit le plus souvent à chasser bien loin tout esprit de révolte. On peut tout obtenir d'eux en s'adressant à leur cœur, à leur petite intelligence qui s'éveille et vite ils s'habituent à écouter les ordres du maître qui a pour nom : « maman ».

Mais ai-je besoin de dire qu'il ne faut jamais, jamais, pour aucune raison, recourir à la violence, frapper les enfants pour obtenir leur obéissance. Je n'admets aucune correction matérielle. Une claque? Je doute fort que la main qui frappe soit toujours calme car j'ai peine à croire que des parents qui soufflettent leur enfant ne cèdent pas à un mouvement de colère, de vivacité; mais alors dans cette pauvre petite tête si rudement heurtée ne peut-il se produire quelque fâcheux contre-coup? Ce n'est pas... la tête qu'on frappera? Peu m'importe, car pour infliger au petit criminel ce genre de châtiment on lui mettra la tête en bas. Déjà à force de crier et de pleurer il avait la figure toute rouge, je ne crois pas que la position qu'on l'oblige à prendre, contribue à diminuer cette congestion qui peut donner lieu à de graves accidents. Mais il est bien inutile, n'est-ce pas, de parler des dangers auxquels on expose ainsi les pauvres mignons, puisque comme moi, Mesdames, vous n'admettez pas qu'on puisse frapper un enfant.

Il est un autre moyen employé souvent aussi pour obtenir la soumission des enfants et que je repousse absolument, c'est la peur. On représente au pauvre mignon un horrible bonhomme à la hideuse mâchoire, chargé de dévorer les enfants qui ne sont pas sages, il s'appelle monsieur Croquemitaine. Comme il n'était pas suffisant de révéler à cette pauvre petite imagination l'existence d'un pareil monstre, on déclare que l'ogre est là, caché derrière les rideaux du lit! Qu'il va venir croquer le pauvre petit coupable. Certes on obtient souvent une passive obéissance arrachée à la frayeur, mais qu'arrive-t-il quelquefois aussi, c'est que le pauvre enfant n'entre plus dans sa chambre qu'en tremblant; dans le moindre souffle qui agite les petits rideaux de son lit, il voit le bras de Croquemitaine; s'il reste sans lumière sa terreur augmente, cette fois il l'entend marcher! Il est certain que l'enfant ne passera pas impunément par de pareilles émotions : bien des épilepsies, des danses de Saint-Guy ont ainsi été déterminées.

Vous voyez combien il est important d'éviter toute excitation trop vive à ce cerveau qui s'éveille. Aussi vous demanderai-je de ne pas faire travailler trop tôt cette petite intelligence. Ne cherchez pas à faire d'un enfant un petit phénomène devant la science précoce duquel on ait à s'extasier, car ce n'est pas sans danger qu'il aurait été ainsi surmené : quelque terrible méningite viendrait sans doute faire évanouir bien des rêves de gloire et de bonheur.

Laissez la fleur s'épanouir librement, ses couleurs seront plus brillantes et son parfum plus suave

DEUXIÈME CAUSERIE

INSTRUCTION DE L'ENFANT.

Je vous ai demandé de ménager les forces de
l'enfant, je vous ai dit tout ce que je redoutais
d'un travail excessif, imprudemment imposé à une
intelligence qui s'ouvre. Je vous ai prié de laisser
cette jeune organisation s'éveiller d'elle-même, de
lui épargner les brutales secousses.

Mais n'avez-vous pas d'ailleurs tout lieu d'être
satisfaite, Madame, du premier travail de cette
petite cervelle? N'est-ce pas à vous qu'a été adressé
le premier sourire, vers vous que se sont tendus
pour la première fois ces petits bras potelés? Et
quand cette bouche mignonne a pu bégayer son
premier mot, le premier mot formulé n'était-il
pas : « maman »? Que désirer de mieux? Il me
semble que ce petit cerveau se conduit fort bien.

La façon toute charmante dont se manifeste
cette intelligence en indique en même temps toute

la force réelle. Je me garderai bien de vous encourager à négliger ces heureuses dispositions. Mais, il ne faut pas oublier aussi quel immense travail se passe inévitablement dans cette petite tête.

L'enfant doit faire connaissance avec le monde singulier qui l'entoure. Il lui faut tout apprendre.

Ceci résiste, cela cède : ici est la chaleur, là le froid, voici le plaisir, voilà la peine. N'est-ce donc rien que ce grand voyage de découvertes? On chante partout les louanges de Christophe Colomb trouvant l'Amérique; Monsieur Bébé, lui, découvre le monde entier, respect à lui !

Mais bientôt il est familiarisé avec son nouveau domaine, il connaît tout : il cause, bavarde et raisonne; il songe à s'inquiéter du but de telle chose et du sens de telle phrase. Soyez attentifs alors, parents, veillez, car rien n'échappera à son regard curieux, à son oreille attentive.

Le moment est venu de mettre à profit cette instinctive curiosité, ce besoin de s'instruire. L'enfant commencera à travailler, mais bien doucement.

Surtout, Mesdames, n'allez pas, je vous en prie, mal interpréter ces réticences demandant un travail des plus modérés, et y voir un encouragement à la paresse. Oh! la paresse, je la déteste, c'est la concierge qui ouvre la porte à tous les vices.

C'est alors que commenceront les graves leçons de lecture prises sur les genoux de la chère maman qui guette pleine d'émotion l'arrivée des ba, be, bi, bo, bu. Quelles bonnes heures ainsi passées ! Je parle pour les mamans, bien entendu, car le malheureux écolier maudit sans doute tout bas ces vilains dessins noirs qui l'empêchent de retourner près d'un cheval à bascule.

Puis viennent les leçons d'écriture avec leurs interminables bâtons aux airs langoureusement penchés. Quelle joie pour la grand'maman quand elle reçoit le premier compliment écrit par sa petite-fille. Quel charme elle trouve dans ces lettres de toute taille et de toute grosseur maintenues à grand'peine entre les deux traits de crayon tracés par la maman. Comme cette petite page est embrassée et précieusement serrée dans le tiroir aux tendres souvenirs.

De cette première éducation j'ai peu de chose à dire. J'ai demandé qu'elle fût doucement conduite et cette recommandation sans doute était presque inutile puisque c'était la mère qui la dirigeait. Est-il besoin d'ajouter qu'il faut autant que possible que la leçon soit une distraction. Le livre de travail sera séduisant et c'est la vue d'attrayantes images qui aidera le bambin à reconnaître ses lettres. Quand à force de travail il épellera, lira, c'est un joli conte qui servira de texte à la leçon et l'on se gardera de faire savoir au jeune lecteur l'étonnant dénoûment de l'histoire, usant de cet élément de curiosité pour exciter son zèle au travail.

Au premier abord toutes ces petites manœuvres, ces artifices peuvent paraître futiles; il n'en est rien si l'on y réfléchit sérieusement car le grand but à atteindre est de rendre l'instruction agréable. On ne saurait trop tôt faire comprendre que le travail peut être un plaisir.

Des mois se passent, l'enfant depuis longtemps déjà lit tout seul ces histoires si émouvantes qu'on lui racontait autrefois et il n'a plus besoin d'avoir la main guidée pour faire une page d'écriture.

Le moment arrive où la mère cherche qui pourra achever l'éducation qu'elle a commencée. Sans doute il faudra des maîtres, mais quels seront-ils et comment le cher enfant recevra-t-il leurs leçons? C'est alors que se pose la grave question du mode d'éducation à suivre. L'enfant restera-t-il chez ses parents ou ira-t-il en pension?

La question pourrait sans doute être différemment envisagée suivant qu'il s'agit d'un gentil bambin ou d'une jolie fillette. Je vous entretiendrai tout à l'heure des misères du petit collégien, je ne veux m'occuper aujourd'hui que de la fillette; ma tâche n'en restera pas moins fort lourde.

N'est-ce pas en effet une des plus graves et des plus importantes questions que celle de l'éducation de la jeune fille. Délicate est la culture de cet esprit quand on songe au grand et beau rôle que la femme est appelée à remplir.

Il faut qu'elle travaille la petite blondinette, qu'elle devienne femme instruite. Oh! je ne veux pas faire un bas bleu, une de ces femmes savantes si gaiement critiquées par notre Molière, mais je veux qu'elle soit mise à même de bien remplir sa haute mission d'épouse et de mère.

Épouse, il faut qu'elle puisse vivre de la vie de son mari. L'homme doit trouver en elle une compagne capable de le comprendre, de s'intéresser à ses pensées, à ses préoccupations, sentir qu'il a près de lui quelqu'un prêt à le réconforter dans la mauvaise fortune, à se réjouir avec lui dans la prospérité.

Mère, il faut qu'elle soit en état de donner à ses enfants, non seulement des soins, mais une première éducation, solide et ferme. C'est la femme qui élève l'enfant : comme elle lui a donné la nourriture du corps, elle lui donne la nourriture de l'esprit. Elle continue son beau rôle de nourrice. C'est elle qui développe ses sentiments, ses goûts, ses idées morales. Elle lui enseigne la vie, et de ces leçons le souvenir reste impérissable, confondu qu'il est avec la tendresse de celle qui les a données.

Grand est le pouvoir de la femme, c'est elle qui fait la famille.

Où donc la jeune fille pourra-t-elle trouver cette précieuse instruction? J'ai une profonde répugnance pour l'internat même lorsqu'il s'agit de garçons. Peut-être pouvait-on m'objecter alors qu'au sortir du collège le jeune homme est destiné le plus souvent à vivre loin de sa famille, que les nécessités de sa carrière devront, pendant de nombreuses années, le priver des soins affectueux de ses parents, qu'il fait alors avec l'existence au collège une sorte d'apprentissage de la vie. Ces raisons ne me satisfont guère et même dans ce cas n'est-il pas toujours bon d'avoir les soins si tendres de la famille, ne sont-ils pas rendus plus nécessaires encore par la lutte de la vie qui va être entreprise?

Mais que valent ces tristes arguments lorsqu'il s'agit de la jeune fille?

Il faut tenir compte de la nature de la femme, de cette organisation délicate, ardente, impressionnable entre toutes, pour laquelle l'influence morale est d'autant plus nécessaire que la violence l'irrite bien loin de la dompter et que le cœur chez elle est la force qui domine toutes les autres.

La vie de la femme est tout entière dans la famille, et, il est à désirer que les jeunes filles puissent s'instruire sans quitter ce milieu salutaire.

Que de reproches d'accusations, n'aurais-je pas d'ailleurs à porter contre la pension et le régime de l'internat. D'abord au point de vue physique, matériel, que de choses à dire sur ces bancs trop hauts et ces tables trop basses qui déforment si odieusement les tailles de pauvres fillettes, cour-

bées de longues heures sur leurs cahiers. Et l'é-
clairage de la salle d'étude, souvent si singulièrement établi que les petites écolières contractent
des troubles de la vue qui s'accusent plus tard
d'une façon si fâcheuse. Faut-il parler de la nourriture qui se montre trop rarement digne des douces épithètes « saine et abondante » que lui attri-
buent les prospectus.

N'est-ce pas cependant durant ces jeunes années
que la petite fille a tout particulièrement besoin
d'une bonne alimentation. Quant aux soins de toilette, que deviennent-ils? le plus souvent, le peu
de temps accordé les fait négliger, et cette négligence, loin d'être blâmée, est quelquefois presque encouragée ; il est triste d'avoir à dire que
dans certaines institutions, certains couvents, on
limite d'une façon singulièrement restreinte les
parties du corps admises à l'honneur d'être en
contact avec l'eau. De pareilles façons d'agir ne
sont-elles pas des plus nuisibles, des plus contrai-
res à la santé?

Il me resterait à parler d'autres et bien plus
terribles dangers inhérents à la vie des pensions
de jeunes filles. La question est trop délicate pour
être traitée ici.

Instruisez vos filles, Mesdames, préparez-les à
être épouses et mères, mais n'abandonnez pas trop
complètement à d'autres le soin de former leur
jeune intelligence; qu'elles aillent, je le veux bien,
chercher dans des leçons professées au dehors les

notions qui leur sont utiles, mais que chaque soir
elles se retrouvent sous la protection tutélaire de
leur mère toujours si précieuse et que nulle autre
ne peut remplacer.

TROISIÈME CAUSERIE

LE COLLÈGE.

On trouvait qu'il devenait grand, qu'il était temps de le mettre au lycée, rien ne valait, vous disait-on, l'éducation en commun, c'est ainsi qu'il deviendrait « un homme » et vous ne deviez pas le tenir sans cesse «sous vos jupons. » Devant tous ces beaux raisonnements, vous vous êtes demandé si vraiment votre amour n'était pas aveugle et si vous n'alliez pas nuire à l'avenir de votre chéri. Cependant, avec une dernière espérance, vous avez voulu l'interroger, savoir si cette vie nouvelle ne l'effrayait pas trop ; le petit bonhomme vous a répondu hardiment que non, qu'il voulait aller au collège. Pauvre innocent! pour lui le collège c'est l'uniforme avec ses boutons brillants et sa casquette galonnée. Il ne faut pas trop lui en vouloir de se laisser séduire par cet extérieur doré, tant d'hommes, de grands enfants, s'y laissent prendre!

Enfin, c'est décidé ; Toto, car il s'appelle encore Toto, ira au collège.

Pourquoi, Madame, n'avez-vous pas fait à votre docteur l'honneur de lui demander conseil, vous auriez trouvé en lui un solide allié.

Je ne puis voir en effet sans un profond sentiment de tristesse la hâte que l'on a de mettre les enfants au collège : bientôt, si cela continue, il faudra adjoindre à ces aimables institutions un service de nourrices ! Que deviennent donc les devoirs, les droits de la maternité, où est la récompense des douleurs supportées ?

L'enfant est né, vite on le confie à une étrangère qui lui donnera son lait, jouira de son premier sourire, de ses premières caresses, c'est avec elle que causera tout d'abord le chérubin, elle qui pourra expliquer son premier langage : eh bien, et la mère ?

Le bébé grandit, c'est un enfant, sa petite intelligence s'entr'ouvre, de ravissantes pensées, d'adorables réflexions se produisent, vite il faut s'en séparer ! La rose en bouton va s'épanouir, on vous l'enlève !

Je trouve cela injuste, cruel et, ma foi je le dis, je suis en colère, et maladroit.

Tenez, ne le quittons pas, suivons-le, le pauvre petit, par la pensée hélas ! puisque vous l'avez confié à un grand monsieur maigre, à l'aspect rébarbatif que le pauvre mignon regardait un peu effrayé, du coin de l'œil, tandis que vous le teniez embrassé, lui donnant un dernier baiser : on l'a emmené et vous avez pleuré.

L'homme maigre l'a conduit dans une grande cour où sont d'autres enfants de son âge. Va-t-il se mêler à leurs jeux ? Non, il s'est adossé au mur et tout triste les regarde courir.

L'heure du repas a sonné, ce n'est plus le dîner de la maison, il mange peu. Enfin, on monte au dortoir, c'est à ce moment surtout que l'abandonné commence à regretter sérieusement sa fatale passion pour l'uniforme. Il se sent mal dans ce lit nouveau, et puis sa chère petite maman n'est plus là pour le border, l'embrasser en lui souhaitant une bonne nuit.

Il s'y fera, dit-on, bientôt il rira, jouera avec ses camarades, mangera de bon appétit et dormira dans son lit. C'est heureusement, en effet, ce qui arrive au bout de quelques jours. Mais il n'en est pas ainsi pour mon pauvre ami Toto.

Après quelques jours il est souffrant, a la fièvre et ne mange pas. Je suis son médecin, je vais vous expliquer la cause de son malaise, vous l'expliquer... en médecin.

Toto avait l'habitude chez lui de s'enfermer chaque jour dans une chambre retirée, il s'y rendait le plus discrètement possible, il aurait été honteux que la cause de son absence pût être interprétée. Au collège il a voulu agir de même, mais à sa demande c'est dans une sorte de couloir qu'on le conduit, dans ce couloir de petites cellules dont plusieurs sont occupées autour de lui et dont la disposition ne rappelle en aucune façon ce qu'il trouvait chez ses parents. Un sentiment de pudibonderie fait sortir le pauvre enfant et les jours se passent sans qu'il tente une nouvelle visite.

C'est là souvent la cause de cruelles inflammations intestinales dont les conséquences peuvent être des plus graves pour l'enfant : lorsque vous irez voir vos enfants, informez-vous auprès d'eux s'ils n'ont pas eu à souffrir de cette manière.

Si votre vigilance n'a pas été éveillée assez tôt, si l'enfant est assez malade pour avoir été conduit à l'infirmerie, ne l'y laissez pas, emmenez-le : les infirmeries de collège sont en général assez mal disposées, ce qui s'explique, n'étant destinées que pour les cas d'accidents ou d'indispositions légères. Mais, c'est là un conseil superflu, n'est-ce pas, Madame, vous seriez trop inquiète de savoir votre enfant souffrant loin de vous.

Heureusement pour Toto, l'indisposition n'a été que passagère, il est rentré en classe, regardons-le travailler. Le voilà devant sa table noire, il écrit, comme il s'applique ! il en tire la langue ! Son cahier est placé bien droit devant lui, car on lui a défendu de le mettre de côté, mais alors pour mieux faire ses *o* et ses *b* c'est lui qui se tient de travers, il est couché sur la table, assis seulement sur le bord de son banc. C'est un travailleur, aussi pendant une demi-heure, une heure peut-être, il ne changera pas de position, et le lendemain, les jours suivants c'est encore dans cette déplorable situation qu'il prendra sa leçon d'écriture. Pendant ce temps le professeur lui démontrera d'un air sentencieux la légèreté du délié, la majesté du plein, peut-être lui fera-t-il tenir allongés sur son porte-plume ses petits doigts tout barbouillés d'encre, mais il ne se préoccupera pas de la façon dont il est assis : il y a là cependant un terrible danger.

Tout dernièrement, dans une réunion de médecins, un distingué confrère attirait l'attention sur ce point et signalait de nombreux exemples d'enfants rendus bossus par suite de mauvaises positions prises en écrivant.

Mais voici bien autre chose !

Le voisin de Toto, un luron, celui-là, a introduit délicatement une grande queue de papier sous le collet d'un de ses camarades; Toto éclate de rire, mais le maître l'a vu, il sera puni. On va le mettre à genoux au milieu de la classe, il y restera pendant tout le temps de la leçon, pendant une heure !

Est-il besoin d'insister sur ce qu'il y a d'absurde dans cette façon de sévir? Dois-je vous dire que l'année dernière j'ai été appelé à donner mes soins à un pauvre petit garçon atteint d'une véritable maladie par suite de cette situation prolongée sur les genoux. Il faut tout dire, c'était un monstre ! En tirant son mouchoir il avait fait rouler avec fracas ses billes au milieu de la classe! Quel crime! Il avait voulu expliquer sa mésaventure, il avait osé « répliquer, » suivant la grotesque formule du maître d'étude : vite à genoux et pendant trois classes.

C'est là un fait exceptionnel, je me hâte de le dire. En général les hommes préposés à la garde des enfants comprennent mieux le rôle si délicat qu'ils ont à remplir et ne commettent pas de ces imprudences. Et cependant que de tristes erreurs encore sur la façon de sévir!

Le moment de la récréation est venu, les enfants sortent de la classe chauffée, les voici dans la cour, à un signal donné ils s'élancent avec de grands cris et se mettent à courir.

D'où vient que ce pauvre blondinet se tient tranquille au pied d'un arbre? Est-ce comme au premier jour la timidité qui l'empêche de se mêler aux jeux de ses camarades? Non certes, ses grands yeux indiquent bien qu'il voudrait jouer lui aussi, peu lui importerait d'être cocher ou cheval, mais ce qui le fixe immobile à son arbre, c'est une consigne sévère, il est puni, il est « au piquet. » Ainsi le pauvre enfant restera là gre-lottant pendant tout le temps que durera la récréation. Quand je pense que sa mère avait si peur qu'il n'ait froid aux pieds et courait brave-ment avec lui pendant leurs petites promenades pour le réchauffer! On ne s'étonnera pas, je pense, que le pauvre mignon ait attrapé une grosse bronchite.

Le danger est si vrai que dans une grande institution dont les directeurs bons et intelligents surveillent vraiment les enfants, un décret du préfet des études a dû supprimer cet odieux piquet. Les coupables sont promenés en longue file dans le parc. Je me souviens d'avoir rencontré une de ces tristes caravanes dans une visite au collège. — Oh! les pauvres mines honteuses! Mais du moins les gamins n'avaient pas froid, car le maître, suivant la consigne du directeur, leur faisait battre en marchand un pas composé : j'aime mieux cette façon d'agir.

Mais il est une punition plus grave, la privation de sortie le dimanche. Quand à celle-là je la repousse absolument, d'abord parce qu'en punissant un petit coupable on frappe un innocent, la pauvre maman qui se réjouissait tant de passer une journée avec son collégien. N'est-ce donc pas ensuite une bien singulière méthode d'éducation que de séparer l'enfant de sa famille? Qu'est-ce qui pourra remplacer les affectueux conseils du père, et, surtout, les tendres paroles de la mère qui sait si bien causer avec le cœur de son enfant?

Quels sont les avantages de l'internat, la vie commune? Mais est-ce là vraiment un avantage, n'est-ce pas plutôt un danger? Ne se rencontrera-t-il parmi ces enfants quelque intelligence pervertie dont l'influence néfaste se fera sentir sur l'esprit novice de votre garçon?

Je considère l'internat comme une choses fâcheuse, au point de vue moral comme au point de vue physique, dangereuse même quand il s'agit de jeunes enfants.

Je préfère de beaucoup la demi-pension, l'externat; dans ces cas l'enfant rentre chaque jour chez ses parents, on peut veiller sur lui, et l'œil le plus vigilant est encore l'œil d'une mère.

QUATRIÈME CAUSERIE

Quoi de plus charmant que de faire un cadeau à un enfant! Regardez ce gentil gamin devant qui la grand'maman a placé un gros paquet discrètement entouré de papier attaché par une ficelle rose. Il reste un instant interdit, puis, fiévreusement, de ses petites mains il arrache, il déchire le papier qui voile son trésor. Enfin il le découvre, demeure un moment les yeux tout grands ouverts, la bouche béante. Mais sa stupéfaction dure peu, vite il s'empare de son joujou, il le tourne et le retourne, et sa joie éclate en grands éclats de rire. Voilà un bébé bien heureux et une grand'-maman bien heureuse aussi.

Que vient faire le grave médecin au milieu de cette gaieté? Je pourrais répondre que je suis assez souvent convié aux jours de chagrin et de douleur pour pouvoir être aussi invité aux journées roses, et dire que je suis trop fréquemment condamné à voir ces petits visages crispés par la souffrance, ces regards enflammés par la fièvre, pour ne pas avoir le droit aussi de les admirer égayés par le plaisir, animés par la joie. Mais, je le reconnais, si je viens me mêler à ce bonheur, ce n'est pas comme simple spectateur; c'est que je sens que mes petits amis , même au milieu de leur félicités, ont besoin que leur médecin veille encore sur eux. C'est qu'une douloureuse expérience m'a appris qu'il y avait des dangers même sous les roses, et que, comme le vieux Laocoon, je redoute le mal « jusque dans les présents. »

Il y a de bons jouets, il y en a aussi de dangereux.

On sait le penchant qu'ont les enfants à porter tout à leur bouche. On devra se garder de leur donner de ces joujoux aux brillantes mais pernicieuses couleurs, où trop souvent se trouvent mêlés de l'arsenic, des sels de cuivre et de plomb. C'est dire que je repousse absolument les boîtes à couleurs. Je le sais, il en est qui s'annoncent pompeusement comme étant absolument inoffensives, ne renfermant aucun poison. J'avoue que je suis assez sceptique à cet égard; en admettant d'ailleurs leur parfaite innocuité, je ne verrais pas moins un danger dans leur usage pour le petit mignon. Un jour peut venir où il tombera entre les mains du jeune peintre un carré de couleur qui, lui, n'aura pas été épuré, et l'artiste, habitué à ne prendre aucune précaution, courra grand risque ce jour-là de s'empoisonner.

J'ai peu de goût aussi pour les armes, sabres, pistolets, fusils. Je ne vois aucun avantage à donner à nos joyeux bambins ces allures guerrières. Un jour viendra où ils étudieront le maniement des armes, et apprendront que les hommes, nés pour s'aimer les uns les autres, doivent s'exercer à se tuer. Ils ne connaîtront que trop tôt ces étranges maximes, et en attendant il ne faut pas les exposer à se blesser entre eux, à se crever les yeux. Le danger est plus grand aujourd'hui qu'autrefois, maintenant que l'on fait de vrais fusils avec des capsules et de véritables sabres aux pointes effilées. Où donc est l'heureux temps des pistolets de paille et des sabre de bois !

J'ai dit que ces armes en miniature, mais non moins dangereuses, exposaient les enfants à de cruelles blessures; leur usage peut favoriser, provoquer d'effroyables malheurs.

Ces petits gamins, armés de leur fusil, n'ont pas de plus grande joie naturellement que de mettre en joue tous ceux qui les entourent; ils appuient sur la gâchette et crient : « Tu es mort! » Trop souvent les parents se prêtent à ces ridicules distractions, poussent un cri, portent la main à leur poitrine, au besoin font les morts à la grande joie du gamin : c'est là une bien folle, bien imprudente action.

Combien de fois n'avez-vous pas lu dans les journaux ces lugubres histoires d'enfants ayant tué un de leurs camarades en déchargeant sur lui un fusil, un pistolet qui était resté à portée de ses mains! Le pauvre innocent croyait toujours répéter ces jeux auxquels on l'avait excité autrefois. Il avait mis en joue son ami, pour jouer; il avait appuyé sur la gâchette de l'arme, pour rire. Mais cette fois le petit fusillé était tombé baigné dans son sang.

Gardez donc vos enfants des armes de toutes sortes. Si un fusil est entre leurs mains, qu'ils apprennent alors à ne jamais mettre personne en joue, pas même le chien de la maison, et celui-là moins que tout autre, car c'est sûrement un ami.

Pour terminer la question guerrière, quelques mots sur la musique militaire.

Je ne parlerai pas du tambour, puisque une haute autorité a décidé sa suppression. Je le regrette cependant, ce modeste tambour, sur la peau d'âne duquel un petit tapageur tapait si énergiquement. Il n'était point dangereux, le pauvre instrument, et puis il avait une précieuse qualité : généralement dès le jour de son arrivée il était crevé et gardait dès lors un agréable silence.

Reste la trompette. Si elle fait quelquefois la joie des enfants, certes elle ne contribue pas à la tranquillité des parents. Je lui pardonnerais volontiers cependant ses fanfares éclatantes si je ne

craignais qu'elle n'amenât quelques graves désordres chez mes petits amis. Je crois mauvais
pour eux ces efforts continuels de respiration ;
leurs poumons pourraient se mal trouver de cet
exercice. Il suffit pour s'en convaincre de songer
aux nombreuses affections pulmonaires qui se
développent chez les personnes qui se livrent à
l'étude des instruments à vent.

Il est aussi une autre raison qui me fait repousser
la trompette : avant d'être remise au joyeux
bambin, elle a été essayée quelquefois bien souvent déjà. Parmi toutes ces lèvres qui l'ont reçue
n'en est-il pas qui soient le siège de quelque
inflammation ? J'ai eu à donner mes soins l'année
dernière à un pauvre enfant qui avait contracté
ainsi une horrible affection. Les symptômes du
mal ne me laissaient malheureusement aucun
doute sur sa nature. Je me fis conduire à la boutique où l'on avait acheté la fatale trompette.
C'était une de ces petites boutiques qui au moment du jour de l'an garnissent les boulevards.
Le marchand était là, appelant les clients, faisant
marcher ses trompettes ; je n'eus qu'à regarder sa
bouche au coins fendillés pour prévoir d'où venait
le mal ; un instant de conversation vint me le
démontrer. Le jour même la boutique était fermée,
mais peut-être d'autres petits innocents avaient
déjà été frappés ; sans doute n'était-il pas non
plus le seul qui exposât les pauvres acheteurs à
une affreuse contagion.

Parents, veillez donc, je vous prie, sur tous ces petits jouets que vos enfants doivent tenir à la bouche et ne les achetez qu'avec une prudente méfiance.

Ce n'est pas seulement au point de vue physique que les étrennes peuvent être dangereuses, certaines peuvent être mauvaises aussi au point de vue moral, tels par exemple certains livres illustrés.

Je me garderai bien de mal parler des livres en général, j'estime au contraire que c'est un des meilleurs cadeaux que l'on peut faire à un enfant. Il s'amuse à regarder des images, à écouter des histoires. La leçon de lecture, si pénible aux trefois, devient un plaisir quand on la fait dans le beau livre doré. Souvent même le livre est repris en dehors des heures de travail; il faut bien savoir si le bon prince a été sauvé par la fée si puissante! Et bébé apprend à lire sans s'en douter.

Mais, si j'aime ces livres aux histoires simples, contenant en elles quelques bons enseignements qui développent chez l'enfant l'instinct du bien; si j'applaudis à ces belles illustrations qui lui montrent sous un aspect gracieux les choses qui l'entourent, il me répugne de voir entre ses mains certaines livraisons où l'on cherche à provoquer son rire par des propos grossiers, des images de mauvais ton. Il serait à craindre que de semblables productions n'agissent d'une fâcheuse

façon . sur ces petites intelligences naissantes, si
faciles à frapper et qui gardent d'une manière si
durable l'impression reçue, la mauvaise comme
la bonne.

CINQUIÈME CAUSERIE

Ne vous êtes vous pas arrêtées souvent, Mesdames, pour regarder courir, rire et jouer de joyeuses troupes d'enfants? N'est-ce pas là un bien charmant spectacle? Quant à moi, je déclare qu'une de mes distractions favorites est d'assister à ces gentils ébats. De la part d'un docteur, voué aux graves et sévères études, semblable déclaration peut paraître étrange, mais, de la part d'un ami des enfants, je veux espérer qu'elle vous semblera toute naturelle et je vous ai dit que je tenais tout particulièrement à ce titre.

C'est surtout au milieu de leurs jeux, que j'aime à observer mes chers petits amis. En ce moment ils sont bien eux, nulle contrainte ne vient modifier leur physionomie, troubler la liberté de leurs allures, la manifestation de leurs impressions : c'est ainsi qu'on les connaît vraiment. Quelles petites mines éveillées, quelles voix vibrantes, éclatantes et quelle incroyable agitation dans toutes ces petites jambes! Voir l'enfant jouer, c'est entendre l'oiseau chanter.

Ai-je besoin de vous dire alors combien je suis au courant de tous les jeux de mes chers bambins, comme j'en connais et les règles et les ressources. Je ne voudrais faire aucun rapprochement entre ma modeste personne et le grand Turenne choisi un jour, dit l'histoire, comme arbitre pour décider un coup de boules douteux; mais, moi aussi j'ai eu à me prononcer dans plus d'une partie de barres et j'ai souvenance d'une émouvante poursuite de billes, le fait se passait au Luxembourg, où j'ai eu à porter un bien grave jugement; il s'agissait d'une bille d'agate perdue ou gagnée!

Mon rôle ne se borne pas toujours à celui de juge et d'arbitre, j'ai quelquefois à intervenir d'une façon plus autoritaire et à demander à mes petits amis de suspendre ou de modifier leur genre de distraction.

Je dois reconnaître qu'il a toujours été fait droit à mes demandes, ce qui me permet d'établir une fois encore combien il est facile de se faire obéir de ce petit monde : le tout est de parler tranquillement et de faire comprendre pourquoi on doit être écouté.

En effet s'il est des jeux utiles et bons, il en est aussi de dangereux et nuisibles. Les périls qu'ils offrent sont d'autant plus à redouter qu'ils sont cachés, dissimulés sous de joyeuses apparences. Je voudrais, Madame, vous signaler ces mauvais jeux pour que votre cher mignon ne soit pas exposé à leurs dangers. Mais comment m'y prendre? Je crois que le plus simple serait de vous demander de bien vouloir me faire l'honneur de m'accompagner dans une de mes douces flâneries. Voulez-vous y consentir? Arrêtons-nous dans ce square, je vois qu'une foule de mes gentils gamins s'y sont déjà donné rendez-vous et il nous sera facile de nous livrer ici à notre travail d'observation.

Un mot tout d'abord, sur l'endroit où nous nous trouvons. Je le connais de longue date et le considère comme digne de ce privilège que doivent lui envier tous ces confrères, parcs et squares, d'être jardin de fleurs vivantes, jardin d'enfants. Laissez-moi vous expliquer les raisons de ma préférence.

Parcourez avec moi ces allées, vous voyez qu'une sage prévoyance a interdit ici la circulation de toutes voitures, de tous chevaux. C'est là un grand point, car est-on sûr que les ébats des enfants seront toujours scrupuleusement surveillés et qu'un élan imprudent n'exposera pas la pauvre créature à être renversée, écrasée, comme cela arrive trop souvent, hélas! dans des endroits moins bien partagés où chevaux et équipages circulent librement?

De plus, il n'y a aucun bassin, aucun ruisseau qui menacent les petits imprudents d'un bain improvisé ou de plus sérieux dangers.

Enfin, le soleil a libre passage dans ce petit domaine, et si quelques larges marronniers, quelques vigoureux tilleuls viennent arrêter ses rayons trop ardents, du moins sa salutaire influence se fait partout sentir. Il est loin d'en être ainsi toujours, malheureusement, dans les endroits qui servent de réunion à la gracieuse jeunesse. Certains de nos parcs, de nos jardins renferment de sombres allées, de puissants quinconces où le bienfaisant soleil ne pénètre pour ainsi dire jamais. Est-il nécessaire de dire combien ces dispositions, sans doute pleines d'un charme mystérieux, sont absolument déplorables au point de vue de la santé de l'enfant. Il faut demander à mesdames les nounous et les bonnes d'enfants de renoncer à la mauvaise habitude qu'elles ont de rechercher justement ces endroits humides pour y passer les quelques heures consacrées à la promenade de l'enfant.

Je vous ai dit les raisons qui valaient à ce jardin toutes mes faveurs; regardons maintenant les joyeuses bandes qui l'animent d'une façon si charmante.

Je n'abuserai pas de ma profonde connaissance des jeux de mes amis pour vous en faire une longue et savante description, j'aime mieux vous dire ce que je demande à ces jeux. Ce que je désire c'est que l'enfant trouve en eux une occasion d'exercice et de distraction : ses petits muscles ont besoin de se contracter, ses membres de se mouvoir, c'est ainsi qu'ils prendront de la force, ainsi s'acquerra le précieux appétit et aussi se gagneront les roses couleurs. Je tiens en même temps à ce que ces ébats n'exposent l'enfant à aucun accident, aussi je voudrais interdire certains jeux.

Regardez ici à droite. Un petit gamin est là, immobile, le dos penché, la tête baissée; puis vous le voyez ses petits camarades s'élancent, s'enlèvent sur son dos, bondissent au-dessus de lui, c'est le saute-mouton. Je ne prétends pas qu'il n'y ait pas un certain profit pour ces bambins de développer ainsi leur agilité et leur adresse, mais je trouve que parmi eux, il en est un dont le rôle est vraiment trop sacrifié, c'est celui sur qui bondit le joyeux troupeau et dont le pauvre dos sert de tremplin.

Je crains que le petit ne se ressente de toutes ces secousses, de ces claques, de ces coups de poings qui fondent sur lui; aussi est-ce là un genre d'amusement que je cherche à bannir.

Laissez-moi éloigner ce petit bambin qui regarde d'une façon si attentive les joueurs de toupies.

Je me méfie de ce morceau de bois terminé par une pointe de fer et qui, retenu par la corde qui l'entoure, peut bondir en arrière avec une incroyable violence et produire souvent de graves blessures à la tête des spectateurs et des joueurs.

Mais occupons-nous aussi des fillettes qui jouent près de nous. En général, leurs jeux plus calmes offrent moins de dangers que ceux des garçons, ce qui ne les empêche cependant pas de courir et de s'amuser bien heureusement, car elles ont tout autant que leurs frères besoin de mouvement et d'activité. De ce côté voici le jeu de cache-cache, la corde, les rondes avec leurs chansons, chansons composées quelquefois d'étranges paroles dont les petites bien entendu ne comprennent pas le sens; quoi qu'il en soit, c'est un répertoire à surveiller.

Mais voyez donc cette mignonne qui regarde avec un œil d'envie courir ses petites camarades; pourquoi donc reste-t-elle immobile? Je le devine, sa grandeur, c'est-à-dire sa toilette la retient au rivage! On a bien recòmmandé à la pauvre petite sous peine d'un lourd châtiment de ne pas se chiffonner!

Vraiment n'est-il pas barbare d'infliger à ce pauvre petit être ce nouveau supplice de Tantale? voir jouer autour d'elle et ne pouvoir jouer! Sachez-le bien, l'enfant a besoin de jouer comme de manger et de dormir et je ne saurais trop blâmer ces façons d'agir qui privent l'enfant d'un salutaire exercice sous l'étrange prétexte de le sortir plus luxueusement vêtu. Ce n'est pas sur ses vêtements qu'il faut chercher les gracieuses couleurs, c'est sur sa petite figure, et, croyez-moi, deux grands yeux pétillants de plaisir embelliront plus sa petite tête que plumes et rubans. Qu'une vilaine question de toilette ne vienne pas arrêter le joyeux élan de ces fillettes : bien assez tôt elles apprendront à aimer la toilette, trop souvent même à l'estimer au-dessus de sa valeur.

Puisque j'ai abordé cette question de vêtement,

je demande qu'il y ait toujours de côté un petit paletot, un petit châle tout prêts à recouvrir l'enfant lorsqu'il reviendra tout baigné de sueur après ses courses folles.

S'il a trop chaud on ne le laissera pas non plus assis, immobile, mais on le fera marcher, reprendre doucement le chemin de la maison. Pour n'avoir pas suivi ces bien simples mais nécessaires prescriptions, de pauvres mamans ont vu leur adoré rapporter de la promenade un gros rhume, quelquefois aussi une fluxion de poitrine : songez au petit manteau.

J'insiste aussi pour qu'on n'écoute pas trop facilement les prières de l'enfant qui, lorsqu'il est ainsi tout en nage, vient invariablement demander à boire. Il est facile de comprendre combien une boisson froide prise en ces circonstances pourrait avoir de funestes conséquences ; le péril serait plus grand encore peut-être si la boisson ingérée était du lait. Si je parle ainsi c'est que j'ai vu sur certaines de nos promenades, installées de gracieuses boutiques où l'on vend du lait : vous savez mon goût pour cet excellent liquide, mais il a besoin d'être pris dans de bonnes conditions et devient terrible bu au milieu d'une forte transpiration.

Un dernier mot. C'est dehors que les enfants doivent jouer ensemble. J'ai la plus grande répugnance pour les jeux qui ont lieu à la maison : ce sont là surtout les vrais jeux dangereux.

SIXIÈME CAUSERIE

Nous avons parlé de l'éducation, du travail, des jeux des enfants; ce sont là certes d'intéressantes questions : il en est une qui me semble demander impérieusement aussi sa place ici, celle de l'alimentation. Parler nourriture, discuter l'heure du déjeuner et du dîner, tout cela est, ou plutôt serait bien prosaïque, bien maussade s'il ne s'agissait de ces chers mignons si aimés.

Pour eux, la nourriture est grave et importante question; c'est à leur âge qu'on a besoin de manger. Il leur faut, pour devenir grands, acquérir des forces. C'est la direction observée pendant leurs premières années qui leur donnera vigueur et santé. Bien de pauvres jeunes gens doivent au régime autrefois suivi leur mine pâle, leurs épaules rentrées, leur aspect maladif.

Dans la maison tout ne dépend-il pas des fondations? Établissons donc de bonnes fondations et dessus s'élèveront de gracieuses et solides constructions.

Mais pour faire ces puissants soubassements, ces vigoureux soutiens, les seuls architectes capables s'appellent les parents. Si je ne suis dirigé par ces maîtres si parfaits, j'avoue que moi, humble maçon, je ne puis rien faire. Puis-je compter sur leur appui?

Il est de toute nécessité que l'enfant mange, se nourrisse. Mais vous songez avec terreur, madame, à vos luttes d'autrefois quand vous vouliez présenter la cuillerée de bouillie au bébé qui retournait la tête avec tant d'obstination. Autrefois on triomphait facilement de sa résistance, mais maintenant qu'il est grand, comment faire? Puisque nous parlons un peu cuisine, je suis presque autorisé à vous donner une recette; je vais donc vous indiquer une sauce miraculeuse qui fait trouver excellent et tendre le plus dur des biftecks et donne une délicieuse saveur au plat le plus modeste. Un peu de ma sauce, et mes petits amis dévoreront leur repas tout comme l'ogre dont on leur a raconté l'émouvante histoire. Le nom de cette sauce : l'appétit.

L'appétit, quelle belle chose ! Ne privez pas l'enfant de cet assaisonnement précieux qui donnera tant de charme à ses repas. Vous n'avez garde de vous exposer à pareille chose. Cependant, madame, je vous ai vue l'autre jour, pardonnez mon indiscrétion, le médecin a un peu le droit de tout voir, entrer chez un pâtissier; il était bien près de six heures, vous teniez la main de votre petit garçon. Il m'a semblé que le gamin franchissait le seuil de la boutique avec une assurance qui dénotait une certaine connaissance des lieux. Sans doute, alliez-vous faire quelque emplète pour le repas du soir, je le pensais. Jugez de mon chagrin en voyant le bambin se diriger vers un plateau chargé de gâteaux et se saisir, après un moment de grave indécision, d'un vaste éclair au chocolat dans lequel il mordit à belles dents. Ne niez pas, j'ai vu, dis-je, de mes yeux vu. Faut-il ajouter que le glouton, dans son ardeur, laissait échapper sur ses mains la crème succulente; je dois dire que rien ne fut perdu, et que sa langue agile vint réparer le dommage.

Vous êtes forcée maintenant d'avouer votre faute, car vraiment c'est une faute que vous a fait commettre une trop douce tendresse. Vous n'avez pas eu la force de résister au petit gourmand qui vous entraînait sournoisement vers la boutique du pâtissier. Il vous disait qu'il avait faim. Il fallait lui répondre que le diner l'attendait à la maison.

Je voudrais qu'il y eut une affiche chez tous les pâtissiers, comme chez certains autres commerçants, défendant de vendre des gâteaux aux enfants au moment de leur dîner; je vous assure que mon affiche rendrait des services.

Voyez en effet votre enfant. Le voilà à table. mais il a encore la bouche toute imprégnée du goût sucré des gâteaux et cette fade saveur supprime absolument mon fameux assaisonnement. Aussi il ne mange pas sa soupe, grignote quelques bouchées de viande, le dessert seul conservera encore quelque attrait pour lui. Est-ce ainsi, après de semblables repas, qu'il se fortifiera, qu'il pourra acquérir ces mollets arrondis, ces grosses joues, juste orgueil des mères? Ainsi, c'est entendu, pas de gâteau, pas de goûter pris si près des repas. Si vous ne voulez prendre sur vous cette rigoureuse défense, dites que c'est le médecin qui le défend, j'y consens; ils me maudiront peut-être aujourd'hui, mes petits amis, mais sûrement ils me remercieront plus tard. Autre recommandation fort utile aussi à observer : faire manger l'enfant régulièrement. Manger à des heures fixes n'est-ce pas facile et simple? Hélas non, tout au moins pour les malheureux habitants des villes trop souvent forcés par un travail urgent, par des affaires pressées, de prolonger la journée, de reculer l'heure du repas, et n'est-ce pas ainsi que les choses se passent le plus habituellement? Si l'homme peut supporter toutes ces irrégularités, si son organisme se plie à ces exigences, il n'en est pas de même pour l'enfant. Ce n'est pas impunément que son estomac serait assujetti à toutes ces variations; aussi je demande que l'enfant mange exactement, à heure fixe; que si quelque

travail, quelque affaire retarde l'arrivée du père.
ce retard n'ait aucune influence sur l'heure du
repas.

Je sais tout le charme, toute la touchante gaîté
qu'apporte au dîner de famille le gentil convive;
aussi n'ai-je pas osé demander que son repas fût
servi dans une chambre à part, peut-être aurais-
je mieux fait? Quelle est la mère, quel est le père
qui me jettera la première pierre? D'ailleurs on
pourra ainsi exercer une utile surveillance. On
veillera à ce qu'il ne mange pas trop vite, qu'il
mâche les morceaux au lieu de les avaler comme
je le vois trop souvent faire à certains de mes
petits amis. Car la mastication est nécessaire pour
l'accomplissement d'une bonne digestion, elle en
est le premier acte et non le moins important.
On verra aussi comment la fillette se sert de sa
cuiller et de sa fourchette, on réprimera son penchant un peu trop naturel à substituer à ces utiles
inventions une menotte indiscrète. On tiendra
éloigné, pendant un certain temps du moins, le
couteau à la pointe acérée, au tranchant trop
actif.

Admis à la table des parents, l'enfant en par-
tagera le menu à condition toutefois que ce menu
ne soit pas en désaccord trop accusé avec la tolé-
rance de son jeune estomac. Ai-je besoin de dire
que le repas ne sera pas prolongé et que l'aima-
ble convive, profitant du droit que lui donne son
jeune âge, pourra se retirer avant la fin du repas;

aussitôt que lui aura assez mangé. Je trouve cruel de condamner un pauvre mignon à rester immobile sur sa chaise à contempler un défilé de plats auxquels il ne doit pas toucher, et à entendre une conversation à laquelle il ne doit pas se mêler. Pourquoi s'étonner alors que le pauvre petit cherche quelque distraction en renversant la salière ou le verre du voisin? Pourquoi le traiter d'enfant incorrigible, insupportable? Presque certainement on lui fera quitter la table à ce moment, mieux valait le faire tout de suite, d'autant plus que l'espiègle reconnaissant se souviendra que c'est au sel renversé qu'il doit sa liberté, et naturellement, à la première occasion, il cherchera à la reconquérir de la même façon. Permettez donc à l'enfant de quitter la table quand il le désirera, donnez-lui même à emporter son dessert. Puisque je parle de cette partie du repas qui intéresse si vivement les enfants, laissez-moi vous demander de la surveiller attentivement, surtout si elle se compose de fruits. Que tous ces fruits soient bien mûrs et recommandez aux petits gourmands de ne pas avaler les noyaux qui pourraient donner lieu à de graves accidents.

SEPTIÈME CAUSERIE

LA CHAMBRE A COUCHER

J'ai remarqué depuis longtemps combien l'installation de la chambre à coucher répondait peu en général aux règles d'une bonne hygiène. Si je voulais me montrer sévère j'aurais sans doute semblable reproche à adresser à certaines autres parties de l'appartement, mais je ne veux pour le moment que m'occuper de cette pièce dont la disposition est tout particulièrement intéressante au point de vue de la santé. Bien souvent, lors de mes visites, je suis introduit dans une chambre étroite, mal aérée, dont l'emplacement ne permettant de tirer aucun profit pour la belle ordonnance du logis, on a fait une chambre à coucher! Qu'arrive-t-il, l'homme bien portant, y devient malade et le malade n'y guérit pas. D'autres fois la chambre au contraire est des plus luxueuses, richement capitonnée, garnie de tentures et d'étoffes. Eh bien, cette seconde chambre est aussi mauvaise, aussi malsaine que l'autre.

Le pauvre docteur serait sans doute fort mal reçu, s'il venait au nom de l'hygiène demander quelque changement. La chambre à coucher qu'est-ce qui la voit? lui répondrait-on. Donc les pièces larges et spacieuses doivent être réservées pour le salon, la salle à manger, le petit salon. Ou bien on trouverait de fort mauvais goût ses observations sur le nid capitonné et richement décoré. Aussi je me serais bien gardé d'aborder cette question du logement, si je ne savais toute l'importance qu'elle a, quand il s'agit des enfants, si je n'avais constaté par moi-même les terribles effets d'une mauvaise habitation. Mais je ne considérerai la question qu'au point de vue de l'enfant, et c'est de la chambre seule de mes petits amis dont je m'occuperai. Si de ces conseils les parents peuvent tirer profit pour eux, je ne m'y oppose pas cependant.

Mais ont-ils tous une chambre à eux, mes petits amis, je voudrais l'espérer, en est-il toujours ainsi. J'aime à croire tout au moins que si le logement trop étroit ne leur permet pas de leur consacrer une chambre spéciale, c'est dans une pièce large, bien aérée que sera dressé leur petit lit et non dans quelque cabinet de toilette étroit, sombre, sans air.

Il arrive quelquefois malheureusement, par suite de l'exiguïté du logement, que c'est dans un de ces cabinets, sorte de vestiaire portemanteaux, que l'enfant est mis à coucher; son petit lit est comme perdu au milieu des paletots et robes appendus aux murs et pour lui donner un peu d'air, on laisse la porte ouverte! Je me hâte de le déclarer, c'est là l'exception, mais j'ai eu trop souvent à la constater, pour ne pas dire tous les dangers qu'elle présente, pour ne pas montrer combien est funeste pour le petit dormeur cette atmosphère lourde, viciée, qui se détache de tous ces vêtements entassés.

Il est facile de s'en convaincre, si l'on songe que l'enfant passe dans ce réduit la moitié presque des heures composant la journée. N'est-ce pas vers neuf heures qu'il sera couché, vers huit heures qu'il sera levé? Cela ne fait-il pas onze heures, et la journée en compte vingt-quatre. Quelles injures méritées n'adresserait-on pas à des parents assez barbares pour confiner toute une journée dans un de ces étroits espaces un pauvre gamin? Mais croit-on que l'enfant n'a pas aussi besoin de respirer la nuit que le jour! Pourquoi alors l'emprisonner ainsi pendant son sommeil?

Mais je n'insiste pas, la cause étant gagnée d'avance, car je sais, Madame, que ma petite Jeannette a sa chambre. La fillette en est si fière, si heureuse. Je sais aussi avec quel bonheur vous avez organisé, paré la chambrette, trop parée même : l'écrin destiné même à la plus charmante des perles doit être simple. Faut-il vous dire, comment je voudrais la chambre de ma petite amie?

Une large fenêtre permettra de faire librement circuler l'air au moment voulu. Les meubles seront simples, peu nombreux. Deux chaises, une table de toilette, une table de nuit, une petite commode.

La pièce sera tendue de papier clair, gai : on se gardera de prendre de ces papiers qui, par suite de leur préparation, peuvent offrir de réels dangers, et tout particulièrement de ceux à couleur verte qui ont donné lieu à de véritables empoisonnements par l'arsenic qu'ils renferment.

Le lit n'aura pas de rideau, les fenêtres seules en seront garnies et leur disposition en sera des plus ordinaires. On évitera ces tentures artistement drapées, ces guirlandes dont les plis offrent un trop facile asile aux miasmes de toute sorte.

Le parquet dépourvu de tapis devra être souvent ciré ou lavé. Une carpette placée devant le lit protègera au lever contre un contact trop froid les petons mignons.

La place du lit sera choisie avec soin. On veillera à ce que son emplacement n'expose la petite dormeuse à aucun courant d'air. Le lit sera chaque jour fait à fond, tous les objets composant la literie aérés, les draps fréquemment changés. De la composition même du lit, j'ai peu de chose à dire, je ne veux pas cependant qu'il soit très mou et repousse absolument l'usage des matelas de plumes ; les oreillers seront en crin végétal, car il y a un réel inconvénient à provoquer chez l'enfant de trop faciles transpirations. De bonnes couvertures de laine suffiront le plus ordinairement à combattre le froid de l'hiver. Toutefois si la chambrette semblait trop froide à la maman, toujours si pleine de sollicitude, d'inquiétude pour son cher trésor, c'est à une cheminée et surtout pas à un poêle qu'il faudrait demander un supplément de chaleur. Je n'ai pas besoin d'insister sur les dangers que présente le chauffage par les poêles. Des faits trop récents, trop terribles, sont venus l'établir. Ne se souvient-on pas de cet horrible drame, de ces jeunes filles asphyxiées dans leur chambre, par un de ces poêles américains, si étrangement vantés aujourd'hui. D'ailleurs il n'y aura jamais de feu pendant la nuit, car, outre le danger d'asphyxie, il y a celui non moins terrible de l'incendie.

Puisque j'ai parlé du danger d'asphyxie, ai-je besoin de rappeler aussi qu'il ne doit y avoir aucune fleur dans la chambre à coucher pendant la nuit.

Ayant sa chambre à lui, j'espère que l'enfant se couchera régulièrement et de bonne heure ; ce sont là deux conditions absolument nécessaires à sa santé et je déplore la facilité avec laquelle on fait aujourd'hui veiller les enfants. Je sais qu'on a quelquefois une véritable lutte à soutenir quand on engage le bambin à aller au lit ; mais, si l'on songe aux dangers de la veille, on saura résister à ses prières et on habituera, tout de suite, le petit boudeur à regagner sa chambre, lorsque l'heure du coucher aura sonné.

L'obéissance sera d'ailleurs facilement obtenue si c'est la maman elle-même qui va présider à ce coucher, mais trop souvent c'est la bonne qui est chargée de ce soin : j'y vois de sérieux inconvénients.

Le coucher ne se fait pas toujours alors régulièrement, soit que la bonne n'ait pas l'autorité nécessaire pour se faire obéir, soit qu'elle provoque elle-même les rires et les gamineries de l'enfant. Ces jeux sont toujours fâcheux, leur moindre inconvénient est de déterminer chez l'enfant une excitation qui pourra troubler son sommeil. Croyez-moi, Madame, surveillez vous-même le coucher de votre petit garçon, de votre petite fille. Et puis n'est-il pas bien doux ce baiser du soir posé sur cette petite tête endormie; qu'une autre ne le prenne pas.

Laissera-t-on la nuit une lumière, une veilleuse dans la chambre de l'enfant? Je n'y vois aucun avantage et il peut en résulter des accidents. Il est bon d'habituer l'enfant à n'avoir pas peur dans l'obscurité et on ne saurait prendre trop de précaution contre le feu, éloigner tout ce qui pourrait favoriser un malheur de ce genre.

Il y aura à portée de la main de l'enfant une sonnette communiquant soit avec la chambre des parents, soit avec celle de la bonne pour qu'il puisse appeler, avoir de l'aide en cas d'indisposition. Je connais une maman qui adore ses enfants et qui a fait établir près du lit de ses chers mignons et communiquant avec sa chambre à elle de ces longs tuyaux en caoutchouc qui permettent de causer à de grandes distances ; si l'un ou l'autre chérubin a besoin d'elle, elle est prévenue aussitôt. N'est-ce pas là une véritable invention de maman ?

Ce que je proscris absolument, c'est la porte laissée ouverte « pour entendre l'enfant appeler ». Ce moyen, tout au plus bon lorsque la chambre est proche voisine de celle des parents, offre le danger d'exposer l'enfant à des courants d'air, à des refroidissements, de plus son sommeil peut être singulièrement troublé par les conversations qu'il peut entendre.

HUITIÈME CAUSERIE

DES VÊTEMENTS.

Nous allons parler toilette; je m'y suis engagé, et j'ai pour habitude de ne pas manquer à mes engagements. Mais je sollicite la plus grande indulgence. Je vais sans doute commettre de terribles hérésies et je crains fortement de ne pas paraître suffisamment ému par les charmes des gracieux plissés, biais et volants. Puis-je espérer cependant, Mesdames, que vous voudrez bien excuser la rude franchise d'un médecin..... qui sait mal farder la vérité.

J'aime mieux me faire connaître tout de suite, exprimer dès le début mon opinion sur les vêtements : ce que je demande aux vêtements c'est de conserver la chaleur naturelle du corps à un degré de température convenable, ensuite d'entretenir la peau dans un bon état de propreté, enfin d'être suffisamment larges et souples pour mainnir le corps sans le comprimer, de manière à n'apporter aucun obstacle à la circulation du sang, au développement de la poitrine et à l'introduction de l'air dans les poumons, et de plus à ne gêner en aucune façon la liberté des mouvements.

C'est là un programme qui par sa simplicité pourrait m'attirer des critiques de la part des couturières et couturiers, mais je veux croire que les mamans ne se montreront pas trop sévères sachant qu'il est dicté par l'intérêt que je porte à leurs enfants. Car il est bien entendu que je ne m'occupe, comme toujours, que de mes chers petits amis.

Il faut reconnaître que dame Nature s'est montrée un peu parcimonieuse vis-à-vis du Roi de la création. Tandis qu'aux autres créatures elle distribue avec largesse plumes et fourrures pour les protéger contre les intempéries de l'air, à l'homme elle ne donne rien, et c'est en triste appareil qu'il fait son entrée dans le monde.

Il semble qu'il y a là une étrange ironie et que la première des créatures est traitée avec une singulière désinvolture. Ne nous hâtons pas trop de juger. L'homme arrive sans doute bien mal pourvu pour lutter contre les accidents de la vie, mais la nature a, par contre, en bonne mère, mis à sa disposition tous les moyens de combattre les rudes atteintes du froid et de la chaleur. Grâce aux intelligents instincts dont il est doué, à lui profiteront les toisons dont sont libéralement pourvus les autres êtres, ses sujets; c'est lui qui tirera des herbes et des plantes de précieux moyens de protection pour son corps en apparence si chétif, si tristement doté.

En effet, envisageons d'abord le règne animal. Que de ressources l'homme n'y trouve-t-il pas? C'est d'abord la laine fournie par les moutons, dont l'usage est si répandu, puis le poil fin et soyeux du lapin, du lièvre et, enfin, la peau de bien des animaux est mise à contribution pour confectionner gants et chaussures.

De plus l'industrie de l'homme sait tirer utilement parti des poils de chèvre, de chameau, etc., des plumes des oiseaux. Enfin il n'est jusqu'au simple ver, qui ne vienne aider à vêtir l'heureux maître de la création, et le ver à soie fait pour lui un gracieux et riche tissu.

Faut-il parler maintenant du règne végétal qui montre la même prodigalité à notre égard? Le lin, le chanvre, le coton ne nous fournissent-ils pas leurs précieux écheveaux?

Donc les moyens ne manquent pas pour se mettre à l'abri des intempéries des saisons auxquelles notre pauvre planète est sujette, mais encore faut-il user sagement des moyens mis à notre disposition.

Ces diverses substances que nous avons rapidement passées en revue ne se comportent pas toutes de la même manière à l'égard de la chaleur. Les unes reçoivent et perdent la chaleur rapidement, les autres avec lenteur : les premières sont dites bon conducteurs et les secondes mauvais conducteurs. Ces dernières, lorsquelles entrent dans la confection des vêtements, emprisonnent pour ainsi dire la chaleur et garantissent bien du froid. Les premières au contraire, c'est-à-dire les corps bons conducteurs, la laissent échapper.

Voici les propriétés des substances le plus généralement employées dans la confection des vêtements.

Tout ce qui est laine, comme le drap, le mérinos, a la propriété d'empêcher que la chaleur qui se forme constamment, dans le corps de l'homme, ne s'échappe à l'extérieur ; elle a en outre l'avantage de ne pas se laisser pénétrer facilement par l'humidité et une fois échauffée de garder longtemps sa chaleur.

La soie conserve aussi assez bien la chaleur et absorbe difficilement l'humidité.

Le coton, le lin, le chanvre sont au contraire des tissus qui, à des degrés différents, donnent facilement passage à la chaleur, qu'elle vienne de l'extérieur ou qu'elle vienne du corps. Par conséquent, les vêtements faits avec ces substances conviennent principalement dans les temps chauds et ont de plus l'avantage d'être très légers.

Les qualités de ces divers tissus peuvent être singulièrement augmentées par l'industrie de l'homme.

On a reconnu depuis longtemps en effet que les

corps, en même temps très légers et très épais, donnent la sensation de chaleur, tandis que les corps à tissus très serrés, mais très minces, donnent celle de froid.

Ainsi, la laine, largement tissée et disposée de manière à contenir une certaine quantité d'air dans les interstices de ces mailles, est peut-être l'étoffe qui conduit le moins bien la chaleur, isole mieux l'homme et s'oppose à la fois le plus au refroidissement de la surface de son corps. Tandis que le lin, tissé en fil et servant à former des toiles fines et serrées, est un tissu très bon conducteur et qui tend à mettre l'homme en équilibre de température avec le milieu qui l'entoure.

On s'explique ainsi comment agissent ces Arabes qui, au milieu des terribles chaleurs africaines, restent vêtus d'immenses couvertures de laine, tenue qui, au premier abord, semblerait illogique et qui au contraire préserve mieux que tout autre les indigènes des si rudes atteintes de leur soleil.

Il est à remarquer que ces vêtements sont de teinte claire, blanche. C'est qu'en effet la couleur des vêtements n'est pas sans influence sur la production de la chaleur et des expériences nombreuses ont été tentées pour en apprécier la valeur. Ces expériences ont prouvé que les substances diversement colorées s'échauffent et se refroidissent d'une manière différente sous l'influence des rayons solaires.

Si on vient à entourer tour à tour la boule d'un

thermomètre d'étoffe de laine de différentes couleurs, on constate qu'il faut un temps bien différent dans ces divers cas pour que la liqueur du thermomètre s'élève de 10 degrés à 70 degrés. Enveloppée de laine noire il faudra 4 minutes 15 secondes ; de laine vert foncé, 5 minutes ; de laine écarlate, 5 minutes 30 secondes ; de laine blanche, 8 minutes.

Cette expérience démontre bien que la laine colorée est bien plus perméable à la chaleur que la laine blanche.

La conclusion à tirer, c'est qu'il faut choisir un vêtement qui n'incommode ni par son poids ni par son épaisseur et qui soit approprié à la saison, à la température du climat. Dans un climat aussi variable que le nôtre, il faut être d'une grande prudence au point de vue des tissus employés. Certes je ne veux pas imposer par la saison chaude un vêtement lourd exposant à trop de chaleur, mais je demande cependant qu'on se tienne bien en garde contre les brusques changements de température et les inconvénients qu'ils entraînent. Il faut toujours redouter les changements de saisons, ne pas se hâter de se découvrir avant que la température chaude soit bien établie et ne pas se vêtir trop chaudement dès les premiers froids, afin de pouvoir plus facilement supporter les rigueurs de l'hiver.

J'avais besoin d'établir tout d'abord tous ces principes d'hygiène puisque c'est comme médecin seulement que j'ai à envisager la toilette. Peut-être serai-je ainsi écouté avec plus d'indulgence lorsque je m'occuperai des vêtements en particulier.

NEUVIÈME CAUSERIE

DES VÊTEMENTS (*suite*)

Je voyais passer l'autre jour une ravissante fillette d'une quinzaine d'années. Rarement j'avais aperçu aussi charmante physionomie. Il y avait dans ses grands yeux bleus un charme tout particulier ; l'enfant était encore là et la femme apparaissait comme une gracieuse aurore. J'admirais la douce fillette quand je remarquai quelque chose d'étrange, de heurté dans sa démarche ; la pauvrette boitait ! Avais-je devant moi une de ces malheureuses victimes de ce mal implacable que l'on nomme coxalgie ? Mais non, la boiterie n'avait rien de cette triste régularité qui caractérise cette affreuse affection. Une phrase de la petite boiteuse m'apprit du reste bien vite la cause de tout le mal : elle avait des bottines qui la faisaient souffrir.

Comment une maman avait-elle pu imposer pareil supplice à la pauvre fillette. L'imprudente ne songeait donc pas à tous les accidents que peuvent causer une mauvaise chaussure. Elle voulait que son enfant fût bien chaussée? Il faut reconnaître alors qu'elle réussissait bien mal. La chaussure n'est-elle pas faite pour assurer la marche et non la rendre chancelante? Je ne connais rien de faux comme cette prétention de faire petit pied en portant des bottines trop étroites. Le pied trop brutalement maintenu se déforme au contraire, sa peau trop sensible ne supporte pas impunément le rude contact du cuir et alors surviennent mille petits ennuis qui font la fortune de messieurs les pédicures. Il peut en résulter d'autres effets plus fâcheux telle cette boiterie qui m'avait si péniblement impressionné chez ma gentille promeneuse, à laquelle on s'habitue trop facilement et qui enlève, cela va sans dire, toute grâce, tout charme à la démarche. Voilà donc les beaux résultats qu'on obtient avec des bottines trop serrées.

Je me garde bien de demander cependant que la chaussure soit trop large : il ne faut pas passer d'un extrême à l'autre, l'inconvénient serait le même. Je veux une chaussure bien faite, bien mesurée. Je désire enfin que le soulier s'adapte au pied et non le pied au soulier. Est-ce être trop exigeant ?

Je réprouve par-dessus tout ces hauts talons

qui obligent à marcher sur la pointe du pied et
exposent si facilement aux chutes et aux entorses,
si ce n'est à de plus graves accidents. Que le talon soit large au contraire de façon que le pied
reste bien en équilibre. La bottine ne sera pas
trop serrée sur le cou de pied pour ne pas gêner
la circulation. Il est bon que la semelle offre une
résistance suffisante pour rendre insensible le
contact de cailloux indiscrets, il est utile aussi
qu'elle soit épaisse pour préserver de l'humidité
les jolis petons qu'elle recouvre.

Puisque j'ai parlé chaussure, je suis tout naturellement amené à dire quelque chose des bas. Je
sais qu'il est d'usage assez répandu aujourd'hui
de remplacer les bas par de courtes chaussettes
et de laisser gamins et gamines courir jambes
nues. J'avoue avoir peu de goût pour cette mode...
écossaise qui expose trop facilement aux rhumes
et aux maux de gorge ; de plus les jambes ainsi
découvertes sont trop facilement atteintes par les
coups et les heurts. Mieux vaut porter des bas.
Si une grosse jambe est gentille, elle paraîtra non
moins séduisante sous un bas bien tiré.

C'est ordinairement aux jarretières que le bas
doit cette louable attitude, d'où la question de savoir s'il vaut mieux porter la jarretière au-dessus
ou au-dessous du genou. A cela je répondrai que
le mieux est... de ne pas porter de jarretières et
je m'explique. La jarretière, pour remplir utilement et fidèlement son rôle, a besoin de serrer ;

or, serrant le haut de la jambe ou le bas de la cuisse, suivant qu'elle est située au-dessous ou au-dessus du genou, elle comprime des veines importantes qui se trouvent en cette région, la circulation du sang se trouve par suite altérée, d'où production de varices. C'est cette raison qui me fait demander aux mamans de supprimer les jarretières, de les remplacer par des cordons qui, fixés à l'extrémité supérieure du bas et s'attachant au corsage, remplissent leur office et n'exposent pas l'enfant à leurs inconvénients.

Le bas peut être en laine, en coton, en fil, en soie. Notre précédente causerie me dispense d'insister sur les avantages de chacun de ces tissus; ainsi on se rendra facilement compte des services que peut rendre une bonne paire de bas de laine en hiver, étant donné surtout l'étonnante obstination de nos gamins à prétendre qu'ils n'ont jamais les pieds froids, jamais les pieds mouillés. Mais, je dois appeler l'attention sur les dangers que peuvent offrir certains de ces bas et chaussettes que viennent agrémenter de gracieuses couleurs. Je signale tout particulièrement le rouge, comme étant dangereux. Il me revient justement à l'esprit l'intéressante communication que fit, il y a quelques années à l'Académie de médecine, le Dr Tardieu sur plusieurs cas d'empoisonnement provoqué par l'usage de bas rouges colorés à l'aide de coraline, substance tout particulièrement employée, paraît-il, par nos voisins les Anglais à qui

nous empruntons si volontiers modes et étoffes.
Donc se méfier de certains bas de couleur et de la
perfide Albion !

Heureusement que mes lectrices n'appartiennent pas à cette grande mais pudibonde nation,
car comment oserai-je parler de cette partie du
vêtement qu'il me faut traiter maintenant, le pantalon, shocking ! mais je sais que je m'adresse à
des françaises, à des mères prêtes à tout entendre
lorsqu'il s'agit de la santé de leurs chers enfants;
donc parlons hardiment du pantalon.

S'agit-il d'un gentil gamin, j'aurai peu à dire
sur cette partie de son habillement, je vous demanderai toutefois d'épargner à sa peau encore si
tendre le contact souvent un peu rude du drap :
on y arrivera facilement soit en faisant doubler
le pantalon, soit plutôt en faisant porter au bambin de petits caleçons de toile.

Pour les fillettes nous n'aurons affaire qu'aux
pantalons de toile ou de calicot, aussi je ne
m'occuperai que de la forme à leur donner. Je les
veux fermés et larges. On comprendra facilement
la question de bienséance qui me fait repousser
les pantalons ouverts, et si je les veux larges,
c'est qu'il ne faut pas que dans ses jeux, dans ses
exercices, l'enfant soit exposée à d'incommodes
tiraillements et à d'agaçants frottements. Si le pantalon est serré aux genoux, je demanderai que cette
fermeture soit assez large pour ne pas offrir les inconvénients que je signalais à propos des jarretières.

Comment tiendra le pantalon?

Pour les fillettes, le problème est assez facilement résolu, grâce à un petit corsage auquel il vient se fixer, où il est maintenu par une ceinture qui doit toujours être assez lâche pour ne pas comprimer la taille.

Quant aux garçons, la question est plus sérieuse les petits hommes ne portent plus le corsage après lequel on boutonnait autrefois leur premier pantalon et alors il faut recourir à l'emploi des bretelles. C'est là sans doute un mode de support assez ingénieux, mais à la condition qu'elles soient bien faites, bien fixées; il faut surtout qu'elles soient maintenues égales en longueur. J'ai vu de pauvres collégiens qui devaient à une disposition vicieuse de ces terribles bretelles d'avoir une épaule absolument déformée. On avait trop serré d'un côté, pas assez de l'autre, ou un bout d'une des bretelles ayant utilement servi à faire une fronde avait été artistement, mais non efficacement, remplacé par un peu de ficelle. Vaut-il mieux alors fixer le pantalon par une ceinture? Qu'elle soit large alors et serrée juste assez pour maintenir en place le vêtement qu'elle est appelée à supporter, mes chers petits amis ne devant pas, je veux l'espérer, avoir jamais à demander à ses crans de remplacer un repas absent.

DIXIÈME CAUSERIE

Dois-je parler du corset? Ne puis-je espérer que leur jeune âge mette les chères enfants à l'abri de cet instrument de torture? Je veux le croire, mais je n'en suis pas convaincu. Je crains que des mères trop... prévoyantes, pensant qu'un jour viendra où le supplice sera imposé à leurs fillettes, ne veuillent les habituer dès leur enfance à ces tourments. Étrange raisonnement que je ne veux pas apprécier. Mais, le corset est-il donc absolument indispensable? Je ne le crois en aucune façon, et j'ai eu souvent par contre à constater le mal qu'il pouvait faire. On a beaucoup vanté les charmes d'une certaine Vénus de Milo; je ne sache pas qu'elle eût jamais porté de corset, mais je connais nombre de femmes qui doivent à cette singulière mode d'avoir la taille complètement déformée.

Je ne veux aujourd'hui envisager la question

qu'au point de vue de mes petites amies, peut-être un jour, dans une autre série de causeries, aurai-je occasion de m'adresser aux mamans. J'entends les défenseurs du corset, car il en a, le misérable (il est vrai que les plus grands criminels trouvent toujours des avocats), je les entends me dire que le corset permet à l'enfant de se tenir bien droite en soutenant sa colonne vertébrale! Pauvre fillette, peut-on ainsi médire de toi, prétendre que c'est à cet étrange fouillis de baleines et de tiges de fer que tu dois ta gracieuse démarche! Mais non, le corset ne remplit en aucune façon le beau rôle qu'on lui attribue si gratuitement; il n'aide pas, ne réforme pas, mais déforme bien souvent au contraire. Là n'est pas son seul crime, ce n'est pas la beauté uniquement qu'il menace, c'est la santé même de l'enfant. Pour vivre il faut respirer librement, digérer aisément : respiration et digestion sont absolument troublées par l'usage du corset. La poitrine comprimée ne peut se dilater facilement; l'estomac refoulé, n'accomplit que péniblement sa mission. N'est-ce pas cependant à cet âge même où on lui impose cet instrument de torture, que la jeune fille a particulièrement besoin de respirer à pleins poumons un air vivifiant et de demander à une bonne nourriture des forces nouvelles?

Les poumons, l'estomac, ne sont pas les seuls organes menacés et atteints; d'autres non moins importants peuvent être frappés et rendus stériles.

Qu'on n'aille pas m'accuser de voir les choses d'une façon trop noire, je suis à même malheureusement de constater bien souvent les troubles que peut causer ce terrible appendice de la toilette des femmes; certaines déviations, certains engorgements lui sont incontestablement dus. Qu'on juge des conséquences graves qui peuvent en résulter, au moment même où de nouvelles fonctions se manifestent chez la jeune fille!

Mais je ne veux pas insister plus longtemps sur ce sujet, j'ai dit que j'espérais que mes petites amies ne seraient pas exposées aux tourments du corset, j'ai expliqué les raisons qui me le faisaient désirer; les mamans sont trop fières de la beauté de leurs enfants, trop soucieuses de leur santé, pour ne pas tout faire pour préserver l'une et conserver l'autre.

C'est la connaissance de cette constante sollicitude qui m'engage à dire quelques mots maintenant du gilet de flanelle. Faut-il faire porter de la flanelle à l'enfant, faut-il s'en abstenir? Nous savons le service que peut rendre la flanelle; absorber la transpiration tout en s'opposant au refroidissement. Si quelque indice si petit qu'il soit peut faire craindre que votre fillette ait, suivant l'expression reçue, la poitrine un peu faible, si elle a une tendance à s'enrhumer, n'hésitez pas à lui faire porter des gilets de flanelle. Mais que ce soient alors de vrais gilets, montant haut, couvrant bien toute la partie supérieure de la poitrine qui, plus que toute autre, peut être atteinte, n'acceptez pas ces gilets décolletés qui n'offrent alors que de trompeuses garanties. Si la fillette est vigoureuse, bien portante comme votre gentille Jeannette, Madame, je ne vois aucune utilité à l'astreindre au gilet de flanelle ; d'autant plus que si elle le porte quelque temps, elle ne pourra plus le quitter sans danger. Elle serait tout particulièrement menacée, la pauvre mignonne, quant au bal elle sera épaules nues.

Donc, pour les fillettes, n'employer le gilet de flanelle que s'il y a indication précise de le faire, ne pas hésiter alors et surtout avoir recours aux gilets montants, se fermant à la base du cou.

Pour les garçons l'usage du gilet ou de la chemise de flanelle pourra être plus répandu. Dans ses jeux en général très mouvementés, le gamin apporte une telle ardeur qu'il est bien vite couvert de sueur ; s'il est au collège il lui faudra rentrer en cet état dans la salle de classe quelquefois froide, traverser de longs couloirs humides et la maman ne sera pas là pour le faire se changer : c'est alors que la flanelle peut rendre service et épargner au petit turbulent quelque fâcheux refroidissement dont les suites pourraient avoir une certaine gravité.

C'est encore pour éviter le froid que peut déterminer la fraîcheur de la nuit, que l'on songe à couvrir pendant le sommeil les petites têtes aimées. Est-ce bien utile ! Le plus souvent la nature a donné à profusion aux chers petits d'adorables cheveux blonds ou bruns qui les protègent bien suffisamment.. Cependant telle ou telle circonstance peut faire redouter un refroidissement, ayez alors recours aux petits bonnets de nuit ou au classique bonnet de coton; autant que possible il faut se garder des foulards; ou ils ne tiennent pas, ne pouvant résister aux secousses du dormeur, ou ils ne doivent leur fixité qu'à une constriction trop violemment opérée et qui peut déterminer de fâcheuses congestions : dans l'un et l'autre cas le but proposé n'est pas rempli.

Puisque je parle de la coiffure de nuit, je devrais dire quelques mots de la coiffure du jour; demander que le chapeau couvre la tête et préserve à la fois et des ardeurs du soleil et des intempéries de la saison; mais alors ce ne serait plus un chapeau, n'est-ce pas, Mesdames, et j'aurais l'air de décrire la coiffure de quelques peuplades absolument étranges, mieux vaut m'abstenir et déplorer la tyrannie de la mode, que les hommes eux-mêmes respectent dans ce cas de la façon la plus ridicule, il faut bien l'avouer.

Un dernier conseil pour les cravates et cache-nez.

Il est mauvais de trop se couvrir le cou, on peut acquérir ou plutôt donner aux chers enfants, puisque c'est toujours d'eux qu'il s'agit, une sensibilité exagérée au froid qui les rendra victimes du premier courant d'air ou du moindre changement de température; on n'éloignerait pas le danger; on l'attirerait, et quel danger? les maux de gorge, juste épouvante des mamans!

Il ne s'ensuit pas bien entendu que dans la saison rigoureuse, que le soir tout particulièrement, il ne sera pris aucune précaution contre le froid, l'humidité; mais je pense qu'un simple foulard de soie remplacera avec avantage l'épais et lourd cache-nez. Il est un moment cependant où l'on appellera utilement à son aide les cravates les plus chaudes, c'est à la sortie du bal. Je me promets depuis longtemps de venir causer avec vous, Mesdames, de ce fameux bal, rêve caressé si doucement par toutes les jeunes filles; j'aurai là-dessus bien des choses à dire. En attendant que je puisse satisfaire ce désir, je me borne à vous supplier de veiller alors avec la plus grande vigilance; que la petite danseuse soit bien couverte avant la sortie, qu'elle ne soit pas exposée à attendre sous une porte cochère l'arrivée de la voiture qui la ramènera chez elle; veillez, car le jour de fête pourrait être suivi d'un affreux jour de deuil.

4

ONZIÈME CAUSERIE

DES SOINS DU CORPS.

Mes amies et amis sont grands aujourd'hui et le temps n'est plus, où leur petite figure était toute barbouillée de confiture ou de chocolat. On n'a pas à leur demander de faire disparaître les preuves trop nettes de leurs joyeuses agapes. Je sais au contraire combien ils sont toujours propres et bien peignés. Je me souviens même que mon ami Jean, tout désireux de faire honneur à ses parents, a versé l'autre soir tout le contenu d'un pot de pommade sur sa petite tête. L'intention sans doute était louable, mais j'avoue que l'effet produit fut moins heureux : le pauvre enfant, les cheveux plaqués, tout luisants, avait singulière mine, il était bien fier cependant.

Mais c'est lorsque les enfants se lavent et s'habillent seuls, qu'il est utile de leur montrer comment on doit s'y prendre pour bien se laver. Il faut leur faire voir, aussitôt que possible, que la toilette ne consiste pas seulement à se passer un peu de liquide sur la figure et les mains, mais que c'est le corps tout entier qui doit profiter du bienfaisant contact de l'eau.

La peau remplit un rôle important dans l'acte de la vie. L'intégrité de ses fonctions est nécessaire à la santé; pour qu'elles s'effectuent régulièrement, il faut que la peau soit tenue toujours dans un parfait état de propreté. Par les pores s'écoulent certains liquides qui ne séjourneraient pas sans danger à l'intérieur du corps; par les pores s'exécute aussi une respiration spéciale qui, supprimée, pourrait amener de graves accidents, la mort même. En voici un triste exemple que je n'ai pas oublié.

Il y a plusieurs années, lorsque existait encore la fameuse promenade du bœuf gras, un petit enfant chargé de représenter l'Amour, avait été enduit corps et figure, d'un liquide doré. L'effet produit était-il gracieux? Je n'en sais rien; mais ce dont je me souviens, c'est qu'au milieu de la promenade le pauvre petit fut pris de malaise. Il resta cependant sur le char, toujours revêtu de son étrange déguisement. A la fin de la journée, il fut transporté chez lui, mais il mourut dans la nuit.

Bien certainement ce fut cet enduit, qui ayant supprimé les fonctions de la peau, fut cause de sa mort. Toutefois la nature de l'enduit n'était pour

rien dans cet horrible drame ; la peau ne fonction-
nait plus, cela avait suffi. Une expérience faite dans
les laboratoires établit bien ce fait : le corps d'un
lapin est couvert d'huile, au bout de quelques minutes, l'animal meurt.

Tout ceci démontre la nécessité de prendre grand
soin des fonctions de la peau et, je le répète, ce
n'est pas la figure seule et les mains, c'est le corps
tout entier qui doit être lavé et bien lavé.

Ces soins peuvent avoir de si sérieuses conséquences, que je demande la permission de vous
présenter un mode de procéder à la toilette de
chaque jour : c'est une sorte de *formule anglaise*,
mais ne sait-on pas l'attention toute particulière
que nos voisins d'outre-Manche apportent à leur
toilette et n'est-ce pas un utile exemple à suivre ?

D'abord, quels sont les objets nécessaires à la
toilette ? Une large cuvette pouvant contenir une
sérieuse quantité d'eau. Un morceau de flanelle
grossière d'un mètre de long et de cinquante cen-
timètres de large environ. Une grande éponge. Deux
serviettes l'une ordinaire en toile, l'autre du genre
des serviettes éponges, un savon et beaucoup
d'eau.

Comment doit-on procéder à la toilette ? Les
mains lavées, on remplit la cuvette aux trois quarts,
on plonge la figure et la tête dans l'eau ; on les
frotte et lave ensuite avec les mains pleines de
savon ainsi que le cou, la poitrine et les aisselles.
Ceci fait, on prend l'éponge trempée dans l'eau et

on la promène sur toutes les parties déjà soumises au savonnage. Puis l'on roule la flanelle en forme de cache-nez, on la mouille, on la rejette ensuite comme une corde à sauter sur les épaules et on la promène pendant quelques temps de droite à gauche et de gauche à droite, en haut et en bas et en dernier lieu le long du dos et des reins. Enfin l'éponge est mise une seconde fois dans l'eau et on la presse laissant écouler le liquide sur la tête, le cou et la figure. On y plonge en-suite les mains et les bras aussi profondément que possible, et on les maintient ainsi quelques instants. L'eau est renouvelée et la cuvette rem-plie cette fois au tiers est placée par terre; on s'y asseoit, et on y reste quelques secondes, puis un pied est mis dans l'eau, on le frotte rapidement avec les mains savonnées que l'on promène le long des jambes, on passe le pouce entre chaque orteil, ensuite prenant l'éponge humectée, on la presse sur la jambe et le pied : on agit de même pour l'autre jambe.

En adoptant cette façon de procéder, le corps entier est chaque matin complètement lavé.

Pour éviter l'impression trop vive du froid, on peut au début et pendant l'hiver se servir d'eau tiède, mais plus tôt l'on pourra user de l'eau tout à fait froide, mieux cela vaudra. Le corps doit être rapidement séché, d'abord avec la serviette de toile ensuite avec la serviette éponge. Pour essuyer le dos et les reins on plie la serviette éponge comme une large bande, on la place au-dessus des épaules et la tenant par les deux extrémités on la tire pendant quelque temps de côté et d'autre, jusqu'à ce que toutes les parties du corps soient bien sèches.

Mais, point très important, la toilette doit être rapidement faite, sans cela le corps serait exposé aux refroidissements, il en résulterait de réels dangers. En suivant exactement la marche indiquée, tout le corps peut être lavé et séché dans un espace de dix minutes.

Peut-être trouvera-t-on cette description un peu minutieuse, mais on m'excusera, je l'espère, en faveur du but poursuivi ; je serai pardonné j'en suis sûr, par les mamans, quand elles verront tout le bien-être ressenti par leurs chers enfants après ces salutaires ablutions.

Était-il absolument inutile d'insister sur ces soins de la toilette et sur la nécessité d'une toilette complète? J'ai le regret de dire que je ne le crois pas.

En parlant ainsi je ne veux faire allusion à aucun des chers enfants sur lesquels veille chaque jour une tendre mère avec sa sollicitude si dévouée, mais je songe aux malheureux délaissés dans les couvents, dans les collèges. Pour ceux-là trop souvent *les règlements*, c'est le terme consacré, s'opposent à ce qu'ils prennent ces soins si naturels et en même temps si utiles à la santé.

Qu'il soit alors permis à un vieux médecin de demander aux mères de veiller à ce qu'il soit donné à leurs fillettes enfermées dans un couvent ces soins indispensables.

C'est cependant surtout lorsque les enfants vivent ainsi réunis, il me semble, qu'il serait utile d'apporter la plus grande attention aux soins de leur toilette : si on agissait ainsi on serait peut-être moins souvent contraint à fermer des couvents, des collèges pour raison d'épidémie, comme cela a eu lieu tout dernièrement encore.

DOUZIÈME CAUSERIE

HYGIÈNE DES DENTS.

Pour compléter ma précédente causerie sur les soins de la toilette, je dois dire aujourd'hui quelques mots des dents et des soins qu'elles réclament.

Autrefois, nous nous sommes déjà entretenus des quenottes de Bébé, ces quenottes qui nous ont causé tant d'émotions et de joie lors de leur arrivée. Que vous étiez fière, Madame, quand la première dent a fait son apparition! Hélas! cette petite perle est tombée, vous l'avez précieusement gardée dans le tiroir aux tendres souvenirs : C'était une dent de lait! Elle a dû bientôt céder la place à une autre qui, plus heureuse, ne s'en ira pas.

C'est de cette seconde dentition dont nous allons nous occuper maintenant.

Ai-je besoin d'insister sur le rôle si important que les dents ont à remplir? Sans elles, il ne peut y avoir ni bonne digestion, ni vraie beauté. Cette déclaration me dispense de toute discussion. Dire à une maman que la santé et la beauté de son cher bambin, de sa mignonne fillette peuvent être menacées, c'est pousser un cri d'alarme qui ne peut manquer d'être entendu.

Il est si charmant ce sourire d'enfant, si entraînant ce joyeux éclat de rire, qui découvrent de blanches rangées de quenottes! C'est qu'aucune ne manque à son poste et que toutes ont immaculé leur brillant éclat.

Lorsque sont tombées les dents de lait, le dommage a été vite réparé; une nouvelle légion blanche est apparue, toute prête à croquer encore bonbons et gâteaux. Mais il faut le ménager ce charmant bataillon, car il n'y a plus derrière lui de troupes de réserve comme autrefois: s'il y a des blessés ou des morts, ils ne seront plus remplacés. Veillons donc, et que notre vigilance date du moment même où les nouveaux venus font leur entrée.

Il est en effet souvent nécessaire de préparer la place, sans cela, la nouvelle dent court risque de pousser de travers. Adieu alors ce gracieux alignement si charmant à voir. L'une se penchera à droite, tandis que l'autre s'inclinera à gauche, celle-ci avancera en avant, l'autre se renversera en arrière. La pauvre maman désolée ira chez le dentiste qui cherchera à l'aide d'une sorte de gaine d'argent à ramener les coupables à l'ordre, mais réussira-t-il toujours? Mieux vaut enlevera la dent de lait, lorsqu'on prévoit qu'une autre dent va percer au-dessous : la nouvelle arrivée prendra ainsi tout naturellement la place qu'on lui abandonne, et aucun désordre ne se manifestera.

C'est à l'époque de la seconde dentition que des visites fréquentes chez un dentiste expérimenté peuvent être utiles.

Que mes petits amis se rassurent ! c'est seulement pour surveiller la régulière percée de cette seconde dentition que je demande à leur maman de les conduire dans ce cabinet lugubre qui leur inspire tant de frayeur, et pour leur donner une preuve de ma bonne foi, je vais leur montrer comment ils pourront éviter de s'asseoir sur le fatal fauteuil, où l'on arrache quand on ne peut pas guérir.

D'abord il ne faut pas oublier que les dents sont faites pour manger ; et non pour casser des plumes de fer comme le fait mon ami Jean ; ou même, pour briser des noisettes comme le fait mademoiselle Nina. On n'a pas le droit de leur demander trop à ces pauvres quenottes, elles sont cependant assez solidement construites, en ivoire et recouvertes d'émail ! C'est cet émail qu'il faut bien se garder d'altérer ; car, privée de son enveloppe protectrice, la dent ne tarderait pas à se carier. Donc premier point : ne pas soumettre les dents à de trop rudes contacts. La carie est quelquefois provoquée aussi par des débris de substance alimentaire qui restent entre les dents : il faut donc avoir soin de se laver la bouche matin et soir.

Il ne suffit pas cependant de se rincer la bouche, il faut pour tenir les dents propres se servir de la brosse. Seule, elle peut pénétrer dans leurs interstices et chasser les parcelles alimentaires qui pourraient y séjourner. On doit choisir une brosse un peu molle et bien fournie. Trop dure, elle use à la longue l'émail et peut blesser la gencive; trop molle elle nettoie mal les dents. Il faut frotter les dents perpendiculairement, puis parallèlement à leur axe, sur leur face externe, sur leur face supérieure et sur leur face interne.

On emploie généralement avec la brosse légèrement humectée, des poudres dites dentifrices. Leur nombre est grand, chaque dentiste ayant une poudre spéciale qu'il préconise tout naturellement; aussi je me garderai bien de faire ici la fastidieuse énumération de toutes les substances qui peuvent entrer dans leur composition; mais quelques-unes peuvent être nuisibles, et c'est contre elles que je veux vous prémunir.

Telle par exemple les poudres qui contiennent de l'alun. Cette substance blanchit rapidement les dents, il est vrai, mais c'est aux dépens de l'émail qu'elle altère. Bientôt l'ivoire est mis à nu, et la porte est ouverte à la carie dentaire.

Je suis peu partisan aussi de certaines poudres, de certains opiats à la saveur sucrée. Qui ne sait la fâcheuse influence du sucre sur les dents? N'avez-vous pas maintes fois recommandé à votre gourmande fillette de ne pas manger trop de sucreries, parce qu'elle se gâterait les dents? Il me semblerait peu logique alors d'employer justement comme remède ce qui est considéré comme dangereux. Après s'être servi de ce genre de poudre, il reste sur les gencives, sur les dents, un enduit qui leur est très préjudiciable, par suite de la fermentation qui a rapidement lieu : on ne doit donc employer aucune poudre, aucun opiat laissant dans la bouche un goût sucré.

Faut-il dire aussi que je comprends peu la réputation faite à la cendre de cigare? elle a le défaut d'être trop alcaline et d'avoir une saveur des plus désagréables.

Sans vouloir conseiller aucune poudre en particulier, je puis dire qu'un mélange de craie et de quinquina me paraît devoir offrir toutes les qualités nécessaires, et rendre les services qu'on peut attendre de ces ingrédients.

Un conseil encore; car aucun détail n'est à négliger lorsqu'il s'agit de la conservation de ces précieuses dents : L'eau, dont on se sert pour se laver la bouche, ne doit être ni trop froide ni trop chaude. Trop froide, elle produit une impression pénible; on hésite à la promener dans tous les coins et recoins de la bouche; trop chaude, elle peut causer de la douleur et faire éclater l'émail de la dent.

C'est cette crainte qui doit engager à ne pas prendre des aliments trop chauds, principalement des aliments liquides comme la soupe, le café. Il ne faut pas surtout exposer les dents à de subites transitions de chaud et de froid. Si l'on venait à verser dans vos jolis verres de mousseline, Madame, un liquide bouillant puis, immédiatement après, un liquide glacé, il se briserait infailliblement, n'est-ce pas? Eh bien, il en est de même pour l'émail de la dent qui peut se briser comme verre si on l'expose à de trop brusques changements de température.

Je veux espérer qu'en suivant régulièrement ces simples prescriptions, mes chers amis seront à l'abri de l'affreux mal de dents. Mais malheureusement, quels que soient les soins pris, il peut arriver un moment où une dent est atteinte de carie. Il faut alors s'armer de courage et aller chez le dentiste. Peut-être le mal sera-t-il encore réparable, la dent pourra-t-elle être conservée, aurifiée. En tout cas mieux vaut ne pas différer trop longtemps cette désagréable mais nécessaire visite et surtout ne pas user inconsidérement de prétendus spécifiques. J'ai vu de pauvres petits malheureux qui s'étaient horriblement brûlé toute la bouche en usant de remèdes soi-disant infaillibles. On m'objectera que la dose était trop forte; mais lorsqu'on est aux prises avec la rage de dents, on mesure toujours mal.

Tenez donc vos enfants en garde contre toutes ces préparations qui, administrées inconsidérément, loin de guérir donnent lieu à de nouveaux accidents. Peut-on cependant rester simple spectateur de ces souffrances, et ne doit-on pas tenter quelque chose, pour calmer ces atroces douleurs qui torturent de pauvres mignons? Je ne demande pas cela; mais il faut ne s'adresser qu'à des adoucissants; gargarismes avec eaux de laitue, de guimauve avec tête de pavot; petits cataplasmes faits avec une moitié de figue de Smyrne, bouillie dans du lait, et appliquée sur le côté malade; bains de pieds, lavement et... se rendre chez le dentiste aussitôt que possible.

Peut-être pourrez-vous éviter ainsi, mes chers petits amis, de faire la triste connaissance du fameux baume d'acier... et c'est ce que je vous souhaite bien sincèrement.

TREIZIÈME CAUSERIE

LA JEUNE FILLE.

Vous êtes inquiète, Madame, votre tendresse vigilante se préoccupe de singuliers changements qui se manifestent depuis quelque temps dans le caractère de votre gentille fillette. Elle autrefois si gaie, si joyeuse est prise par instant de sombre tristesse à laquelle succèdent bientôt des accès de joie bruyante. Par moment il semble qu'il lui est impossible de rester tranquille, assise, elle s'agite et sautille sans cesse. Elle toujours si douce, si réservée dans ses paroles, vous répond quelque fois brusquement et la moindre de vos observations la fait fondre en larmes. Enfin la mignonne, à qui jamais n'a pu être imputé le péché de paresse, semble avoir maintenant un penchant tout particulier pour le sommeil et le lit, et il vous faut une véritable énergie pour la faire lever le matin. Certes ce sont là de graves symptômes qui dans d'autres circonstances vous tourmenteraient avec raison, mais n'avez-vous pas remarqué que les changements survenus ne concernaient pas seulement le côté moral et que le corps avait lui aussi subi d'importantes modifications! La taille s'est élancée, les hanches sont plus accusées, la poitrine s'est développée. Rassurez-vous alors, Madame, il n'y a là rien de grave : c'est une fleur qui s'épanouit, l'enfant fait place à la jeune fille.

Je veux vous tranquilliser, mais je vous demande de ne pas vous départir de vos soins si assidus; c'est en ce moment surtout qu'ils sont nécessaires. Une vie nouvelle va commencer pour la jeune fille, il faut qu'elle ait des forces pour résister aux fatigues qu'elle comporte. Une bonne hygiène est absolument indispensable en ce moment où de nouvelles fonctions, dont l'importance est si grave, tendent à s'établir.

La fillette sera d'abord bien nourrie, c'est là le premier point : de la viande, des œufs, du lait et des légumes verts, pas d'acides, de féculents, ni de fruits non mûrs, un peu de vin. Qu'elle gagne de belles et roses couleurs et soit préservée de ce vilain teint pâle et jaune qu'offrent souvent alors les pauvres gamines. On s'en console trop aisément en croyant que cet état de malaise disparaîtra quand l'enfant sera formée, quelquefois même on cherche dans ce but à provoquer, à avancer *certaines manifestations*. C'est là une grosse et fâcheuse erreur. L'enfant ne doit en aucune façon sa mauvaise mine à leur absence, c'est bien au contraire la faiblesse de sa constitution qui provoque cette absence. Il ne faut pas prendre la cause pour l'effet, prescrire des remèdes quand il n'est besoin que de bons aliments.

Rien n'est plus nuisible à cette époque critique de la jeune fille que les occupations assises, dans un endroit plus ou moins hermétiquement fermé, surtout quand il y a une réunion de beaucoup de personnes. Il faut l'air libre, le mouvement, l'exercice. C'est alors que peut être utile le séjour à la campagne avec les courses folles à travers champs, que deviennent nécessaires les bonnes et longues promenades faites avec la maman. Mais le travail, me dira-t-on, mais le couvent? Eh bien, que Madame la Directrice, que Madame la Supérieure me pardonnent, je ne veux ni travail, ni couvent, mais liberté et vacances à discrétion! Ce langage révolutionnaire m'est malheureusement permis car trop souvent j'ai constaté l'influence déplorable d'un travail intellectuel trop assidu et du séjour dans les couvents et pensionnats sur l'établissement régulier de fonctions d'une si haute importance pour l'avenir de la femme. Les pauvres fillettes qui quittent leurs familles et sont enfermées dans une maison d'éducation avant d'être formées le sont difficilement et si la menstruation est déjà établie au moment où la jeune personne quitte la maison paternelle, elle se supprime presque toujours et reste supprimée pendant un certain nombre de mois : ce qui provient des changements de nourriture, du défaut d'exercice, de la contention d'esprit et souvent aussi d'un peu d'ennui.

C'est que tout est à considérer dans cette phase critique et l'esprit, le moral ont droit à autant de soins que le corps. Montrons-nous indulgents pour les susceptibilités, les irritations nerveuses des pauvres enfants, souvenons-nous qu'en ce moment elles sont presque de petites malades à qui il faut savoir beaucoup pardonner.

Mais demander de l'indulgence à une maman, est-ce nécessaire? assurément non. Aussi mon but n'est-il pas de défendre mes petites amies, d'implorer pour elles un pardon qui leur est accordé d'avance, mais de faire voir qu'une émotion morale peut causer des troubles dont les conséquences peuvent être fâcheuses.

C'est pour cela, que le moment venu, je demanderai à la mère de prévenir l'enfant des phénomènes qui vont se produire, d'éviter à la pauvre fillette une frayeur bien naturelle dans son innocente ignorance, frayeur qui pourrait amener quelque grave perturbation dans la fonction qui se prépare ou qui est déjà en exercice : Je crois inutile d'insister sur les accidents que peuvent déterminer alors le froid, ils sont trop connus pour qu'il soit besoin d'en parler, je dois toutefois rappeler que l'ingestion même d'une boisson glacée peut occasionner de dangereux désordres. Il ne s'en suit pas cependant que cette crainte de refroidissement doive empêcher de prendre pendant cette période des soins de toilette qui sont toujours nécessaires à la santé, mais ils seront pris avec certaines précautions. Ainsi l'eau que l'on emploiera sera toujours plutôt chaude que froide. Il n'y a pas d'inconvénients à changer souvent de linge, mais le linge ne devra pas être frais. Ces simples précautions suffiront à écarter tout danger.

C'est pendant cette transformation de l'enfant en femme que la surveillance de la mère est absolument utile, nul ne peut la remplacer; elle seule doit prévoir, deviner certains périls qui peuvent menacer son enfant. Oh! ceux-là sont bien terribles, le mal qu'ils font bien épouvantable! La fillette si gaie, si fraîche, devient songeuse, ses couleurs s'en vont ainsi que les belles rondeurs de ses joues. C'est surtout ces regards qui subissent une singulière transformation et perdent leur si charmante naïveté; ils sont éteints maintenant et de longs cercles noirs cernent les paupières. Bientôt survient une étrange maigreur, les mains sont chaudes et fiévreuses, parfois des sortes de convulsions agitent le pauvre corps malade. Veillez, pauvre mère, votre fille est empoisonnée et c'est un terrible venin qui cause toute cette triste métamorphose qui change l'œil de l'enfant en regard vicieux. Contre ce terrible empoisonnement le médecin, hélas! reste impuissant, il ne peut que vous répéter : veillez, de vous seule dépend la guérison. Éloignez de la pauvre victime les lâches qui ont amené la contagion, faites-vous la compagne, l'amie de votre enfant, qu'elle ne vous quitte ni jour ni nuit. Occupez son esprit par de bonnes et saines pensées, fatiguez son corps par des courses, des exercices violents, que la nuit arrivée elle trouve un doux repos et non d'énervantes veillées. A ce prix elle pourra être sauvée.

Il est triste sans doute d'avoir à soulever ce coin de voile qui laisse apercevoir d'aussi tristes tableaux, mais, pour lutter contre un danger ne faut-il pas l'envisager bravement, courageusement en face. C'est ce que j'ai cru devoir faire et je ne m'en repentirai pas si je peux arracher à la maladie, à la mort d'inconscientes victimes, si je peux empêcher ainsi de douces et tendres fleurs de s'étioler, de mourir sur leurs tiges, elles destinées à embellir si gracieusement la nature.

TABLE DES MATIÈRES

PREMIÈRE PARTIE.

DEUXIÈME PARTIE.

4933. — Typographie A. Lahure, rue de Fleurus, 9, à Paris.

LE BIBERON

PAR

LE DOCTEUR **DELIGNY**

DE TOUL

Ancien interne de l'Hôpital des enfants de Berck-sur-Mer

1 Brochure in-18. — Prix : 1 fr.

SUPPRESSION

DE

L'INDUSTRIE NOURRICIÈRE

PAR

Ed. AMETTE

1 Brochure in-8°. — Prix : 1 fr.

Traité d'Orthophonie

VOIX NORMALE

BÉGAIEMENT, VICES DE PAROLE

SONS ESTHÉTIQUES, PHYSIOGNOMONIE

Par E. COLOMBAT (de l'Isère)

Officier d'Académie, professeur d'orthophonie à l'Institut national
des Sourds-Muets de Paris
Ex-professeur au Conservatoire national

Un beau volume in-8° de 576 pages

Prix : 10 fr.

TABLEAU ANALYTIQUE

DE LA

FLORE PARISIENNE

PAR

BAUTIER

D'APRÈS LA MÉTHODE ADOPTÉE DANS LA FLORE FRANÇAISE

DE MM. LAMARK ET DE CANDOLLE

suivi d'un

VOCABULAIRE

renfermant la définition des mots techniques employés dans cet ouvrage

ET D'UN

GUIDE DU BOTANISTE POUR LES HERBORISATIONS

Seizième édition, complètement remaniée. 1879

In-18, cartonné. — Prix : **5** fr.

TRAITÉ PRATIQUE ET RAISONNNÉ

DES

PLANTES MÉDICINALES INDIGÊNES

Ouvrage couronné par l'Académie de Médecine

Par CAZIN

CHEVALIER DE LA LÉGION D'HONNEUR, LAURÉAT DE L'ACADÉMIE DE MÉDECINE
ET DE LA SOCIÉTÉ DE MÉDECINE DE MARSEILLE,
MEMBRE ET LAURÉAT D'UN GRAND NOMBRE D'AUTRES SOCIÉTÉS SAVANTES

4ᵉ édition, revue, corrigée et augmentée

PAR LE DOCTEUR **Henri CAZIN**
ANCIEN INTERNE DES HOPITAUX DE PARIS, MÉDECIN CONSULTANT
AUX BAINS DE MER DE BOULOGNE.

1 fort vol. grand in-8, de 1,280 pages
avec un atlas de 200 plantes du même format, 1876.

Prix : figures noires : 20 fr.; figures coloriées : 27 fr.

INDICATION SOMMAIRE DES MATIÉRES CONTENUES DANR L'OUVRAGE

1° La désignation des familles suivant la classification naturelle et artificielle; — 2° Leur synonymie latine et française; — 3° Leur description; — 4° Leur culture; — 5° Leur récolte et leur conservation; — 6° Des notions sur leurs propriétés chimique et leurs usages dans les arts et dans l'économie domestique; — 7° Leurs préparations pharmaceutiques et leurs doses; — 8° Leur action physiologique et toxique sur les animaux et sur l'homme; — 9° Leurs propriétés médicinales, avec de nombreux faits, dont la plupart ont été recueillis dans la pratique de l'auteur; — 10° Leurs applications à la médecine vétérinaire; — 11° Un calendrier floral indiquant la récolte des plantes, mois par mois; — 12° La classification des plantes d'après leurs propriétés médicinales — 13° Une table des matières pathologiques et thérapeutiques (mémorial); — 14° Une table alphabétique des plantes, contenant leurs noms scientifiques et vulgaires, leurs produits naturels et pharmaceutiques en français; — 15° Une table alphabétique en latin.

DE

LA GYMNASTIQUE

DE

L'HYDROTHÉRAPIE, DU HAMMAMM

ET

DE LEUR IMPORTANCE

AU POINT DE VUE DE LA SANTÉ

PAR

Le docteur LOUIS HOFFMANN

Président de la Société l'*Amorosienne*, Chevalier de l'ordre
Léopold de Belgique.

1 vol. in-8. — Prix : 2 fr. 50